精神科看護

THE JAPANESE JOURNAL OF PSYCHIATRIC NURS

2020.4 CONTENTS

vol.47 通巻 331 号

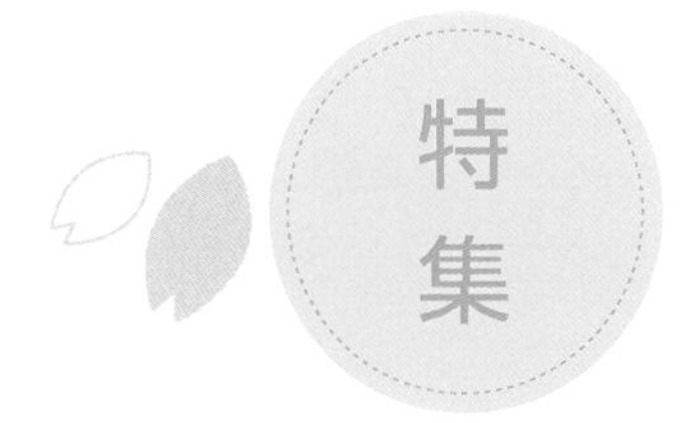

看護補助者の力でチームが変わる —教育と実践を通じて

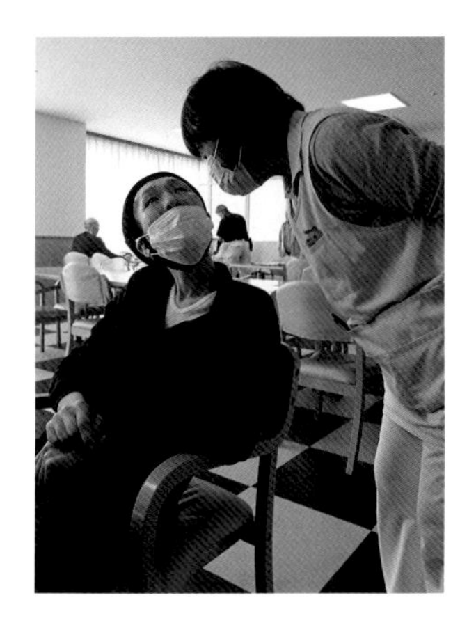

特集

看護補助者の力でチームが変わる
―教育と実践を通じて―

◉ 看護補助者の教育と協働 ◉
◉ 看護補助者の実感を含めた実践報告と管理者としての思い ◉
◉【座談会①】ケアワーカー（看護補助者）が主体性をもって業務に取り組むために ◉
◉【座談会②】看護補助者に外国人を登用して ◉
◉【座談会③】看護師と看護補助者の「壁」を超えて ◉

特集にあたって

◉編集部◉

精神科病院では，日々の患者ケアを担う看護補助者（以下，補助者）の果たす役割は極めて大きい。患者をケアするチームの一員としての看護補助者への教育の充実は，患者のケアの質の向上にも直結する。そこで本特集では看護補助者への教育の充実をはかる取り組みを紹介する。

冒頭記事では，看護補助者をめぐる諸施策をふまえ，教育体制の整備と業務分担の取り組みについて紹介いただいた。看護補助者の働く現場は病院内にとどまらない。就労移行支援事業の現場での看護補助者の活用についての記事では，看護補助者のキャリアアップの場としての（病院だけでなく）障害福祉という選択肢が示された。座談会①では，同テーマで2014年4月に紹介した福井記念病院のスタッフに再度登場いただき，ケアワーカーへのプリセプター教育のその後の状況を含め，ケアワーカーが主体性をもって業務へと取り組むための体制づくりについて紹介していただいた。座談会②では，日本人以外の看護補助者の採用（主にはフィリピン人）を積極的に進める上林記念病院に，看護補助者への外国人の採用の課題とそれによる組織変化に関するお話を伺った。座談会③では，山田病院のスタッフにご協力いただき，看護補助者の強みをあらためて検討しつつ，看護師―看護補助者の間の「壁」についても考える。併せて看護補助者へのメンタルヘルスに関する支援についても検討した。

看護補助者の教育と協働

執筆者

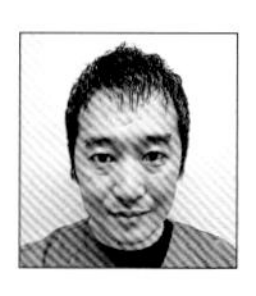

特定医療法人恵風会高岡病院（兵庫県姫路市）
看護係長
森岡和憲 もりおか かずのり

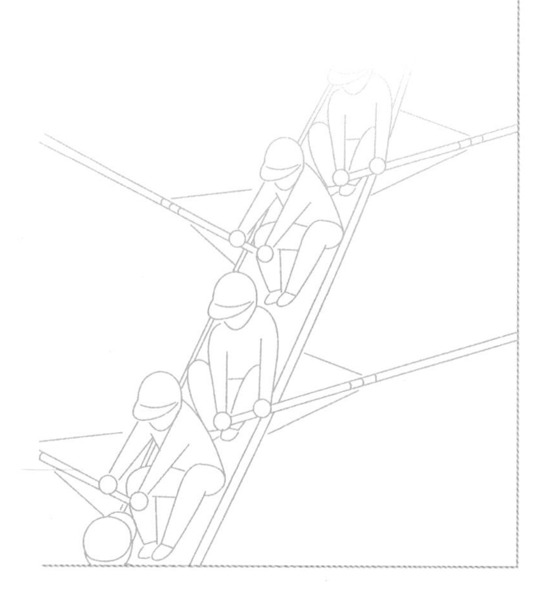

看護補助者の立ち位置について

看護師・介護士のマンパワー不足についてはこれまでにも多々述べられてきており，それらに関連する記事や論文，検討会などで目にする機会も少なくない。しかし，本来看護スタッフのマンパワー不足を補うことを主たる業務としている看護補助者の就業人数は2013（平成25）年以降，急激な減少傾向にあり，厚生労働省の調査では約4割の病院が看護補助者を必要数確保できていないという[1]。これはたいへん大きな問題であるにもかかわらず，9割が「募集しても集まらない」と回答していることから，おそらくは多くの病院，施設において有効な解決策を見出すことができていないのではないだろうか。

しかも，他科と比較して精神科病院ではより看護補助者の重要性は高く，それだけに質，量ともに切実な問題を孕んでいる。

精神科病院では患者の入院日数が他科と比べて非常に長く，場合によっては病棟が治療の場というだけでなく生活の場となっている患者もいるなかで，看護補助者は看護師と同等あるいはそれ以上に患者の生活に密着している重要なポジションであり，看護補助者不足は他科のそれと比べても切実であるといえるだろう。

事実，当院においても看護補助者は単に看護師を補助するだけの存在ではなく，あるときは母親のように，あるときは客観的な第三者の立場として患者と直接かかわる場面がよくみられる。そのために妄想の対象となってしまうこともあるが，反対に患者ケアにとって非常に良好な影響を与える存在ともなり得るのである。また，入院患者の日常生活に密接にかかわることの多い看護補助者からの報告によって患者の異常を早期発見したという看護師も少なくないはずである。

しかし，チーム医療や多職種連携の重要性が掲げられて久しいが，精神科病院に入院する患者にとって看護補助者は大きな存在であるにもかかわらず，残念ながらそこに看護補助者の名があげられている例は非常に少ない。精神疾患を有する人にとっては単に薬物療法や精神療法といった治療のみではなく，その人を取り巻く環境が非常に重要であることはいうまでもないが，その環境にはケアにあたる人すべてが含まれているのであり，当然看護補助者もその一角を担う欠かすことのできないポジションなのである。

高岡病院における看護補助者の業務

高岡病院（以下，当院）ではプライマリナーシングをベースとしつつ，その短所をチームナーシングで補う看護方式をとっているが，私の勤務する病棟では各プライマリナースと看護補助者をペアとして担当者としている。それによりプライマリナースと看護補助者で連携し，たとえば衣服の管理や食事配膳での配慮，日用品の代理購入のタイミングなど，細やかなケアをスムーズに提供することができる。もちろん，現時点でそれが完璧に行えているかといえば，まだまだ検討し改善すべき余地は多々あるものの，少なくともそこで1人の患者に対しての担当すべき内容を分担しつつ共有することでそれぞれの負担を軽減しつつ，患者にとっても「これについてはあの人に聞けばいい」と窓口が明確になることで，不安や不満が解消されることにつながっているように思われる。

教育体制の整備と業務分担について

厚生労働省による看護職員需給分科会においては「看護職員の勤務環境に関して見直や改善が求められることとなった。併せて，医師の働き方改革にて議論されているタスク・シフティングの影響を踏まえ，業務の効率化や看護補助者等との役割分担等の検討も重要となる」[2]と述べられている。しかし看護補助者の業務というものは非常に幅が広く，しかも明確な基準がほとんどないため，ある意味では看護師以上に煩雑な業務を担わされているのが現状である。また，特に精神科病院では患者の生活に密着した援助となることから，患者対応も重要な業務であるにもかかわらず看護師のように精神看護学や心理学，コミュニケーション技術などを学ばないままおのおのの資質と現場での経験のみによって対応せざるを得ない。

このような問題に当院では2つの側面からのアプローチが必要であると考え，対策を実施している。1つ目は教育体制の確立であり，当院の教育委員会では2019（令和元）年度の看護補助者を対象とした院内勉強会で接遇や包括的暴力防止プログラム（CVPPP）を取り入れ，2020年度の予定でも開催が決定している。CVPPPでは特にディエスカレーションの研修を重点的に行うことで，接遇勉強会による患者への言葉遣いや対応の教育との相乗効果を期待している。また，当院においては永年勤続の看護補助者と新入職員といった二分化がみられており，それによる経験や知識の格差が円滑な業務の妨げや職員のストレスにつながると考え，看護補助者からの要望もあり業務に関する注意事項や口伝えで指導されていた内容の調査を行い，まとめたものを各病棟に配布した。これにより指導，教育体制の基準を統一化し，看護補助者からの要望や改善案などの提案しやすい環境を整備したいと考え，今後の課題としてプリセプター制度がない看護補助者の知識や技術の習得状況を把握するためのチェックリストの作成などを検討している。

もう1つは看護補助者のなかでの業務分担である。看護補助者の業務というものは病院や施設だけでなく，勤務する病棟，たとえば身体的な問題を有せず精神症状も落ち着いている患者の多い病棟と，高齢者が多数を占める身体的な問題を有する患者や認知症患者の多い病棟ではその看護補助者の業務内容も大きく異なる。当院では小遣い金の管理などについてはパソコンによる院内のネットワークシステムを使用しているが，これらについては各病棟に1名のクラークを配置しており，入院患者の日用品購入や事務手続きはクラークと事務間で行っている。また，入退院をはじめ医事課や経理課，検査科などへの種々の書類提出や検体提出など，いわゆるメッセンジャー的役割もクラークが担っている。ほかにも病棟内や職員更衣室などの清掃は院外の清掃業者に委託しており，病棟に配置されている看護補助者の業務のほとんどは病棟内での入院生活にかかわるものに限定されている。クラークや清掃業者を採用する以前は，これらの業務のほぼすべてを看護補助者が兼任していたため，非常に繁雑な業務体制であったといわざるを得ない。

また，病棟にクラークを導入したとはいえ，今後も業務をより効率よく円滑に改善していくためには看護補助者による現場の意見が必須であるが，パソコンを活用するための意見を導き出すためには最低限の知識が必要となる。単に紙媒体が画面に切り替わっただけでは業務の効率化にはつながらず，パソコンを使用することで何ができるのかを知らなければ意見や要望の出しようがないからである。

以前，私は『業務のIT化に伴う看護教育体制改善における一事例』[3]という看護研究を発表したが，そこでパソコンスキルの向上は業務効率化に多大な効果があると判断できた。しかしながら，年齢とパソコンスキル，年齢とパソコンに関する自己評価はともに反比例し，年配であるほど教育の必要性が増すことも明らかとなっており，おそらくは看護補助者にも同様のことがいえるだろうことは想像に難しくない。また，厚生労働省の統計によると看護補助者の平均年齢は看護師の平均年齢より高いことから，教育の方法はより配慮が必要であるといえる。ここでの教育は，直接的に業務で活用できるレベルでなくともよく，看護補助者が自ら実践できる必要はない。大事なのは，「便利にするためにこんなふうにならないか？」という希望を提出することであり，それが大きな第一歩となる。

当院においても病棟で使用されるほとんどの一覧表などはクラークが作成しているが，日々の入退院や患者の状態変化に合わせた看護補助者が使用する一部の一覧表は看護補助者が手書きで運用している。このような作業を簡略化するためにも，ITに関連した教育は進めていかなければならないと考える。

外国人スタッフとの協働

ここまで述べてきた内容は，看護補助者の人員が十分確保できていたならより効果を発揮できる。しかしながら，冒頭でも述べたように看護補助者の人員確保は非常に厳しい状況であり，どの病院，施設もさまざまな工夫を凝らしているであろう。そのなかで看護・介護領域だけでなく一般的にも注目されているのが外国人労働者の採用である。

当院でも1名の外国人労働者（以下，A氏）が勤務しており，今後の外国人就労について介護関係の専門学校と連携をはかり，2020年度から導入できるように調整中であるが，日本語教育，日本におけるマナーや接遇，介護技術，労働環境の調整など，さまざまな支援の準備が必要であると考える。

今回，A氏に外国人労働者が看護補助者として勤務することについてインタビューを行い，主に業務のなかで助かったことや困ったこと，今後の受け入れ体制についてのアドバイスなどを聞くことができた。

A氏がもっとも困ったことは院内マニュアルが日本語であり，それを覚える作業としてまず文字を翻訳し，そのうえで音声としての翻訳と二段階での作業が必要ということであった。そのため，外国人向けのマニュアルでは日本語から英語への翻訳だけでは十分でなく，ローマ字で読み方も表記するなど，工夫しなければならない。実際にA氏は，院内マニュアルにローマ字表記と母国語を追記したものを手書きで作成していた。

しかしマニュアルについては一度覚えてしまえば継続的に困るものではなく，継続的に，しかも根深い問題となるのは人間関係ということであった。これについては，外国人に限らず日本人同士であっても多かれ少なかれ抱えている問題であり，ときには大きな課題となることではあるが，外国人労働者であることはその問題をより深刻にする要因を含んでいる。A氏の場合は先ほどのマニュアルを作成し，自分なりに仕事を覚えたころ，同僚の看護補助者から「指示を出すから勝手に動かないで」と言われ，傷ついたことがあったらしい。同僚からしてみれば業務を覚え理解できているかが確認できていなかったための発言であり，現在では互いに理解しあっているそうだが，当時は「自分が外国人労働者だから，そのような扱いなのか？」という思いもあったようだ。

多くの日本人のなかで外国人は1人という状況でも，現在は良好な人間関係を構築し勤務できていると笑顔で話すA氏だが，そのためには「なんでも言い合える環境」が大切だと話してくれた。なんでも言い合ったうえで互いを理解しようとする姿勢，それは看護師と看護補助者の協働や看護チーム内外での連携，患者とのかかわりなど，あらゆる場面で必要となることであり，教育や指導といった人材育成や業務改善，マニュアル整備だけでなく，よりよい環境を整え良好な人間関係が構築されるよう尽力しなければならない。

おわりに

今回，看護補助者の教育と協働について触れたが，すでに述べたように精神科領域における看護補助者は非常に重要な要素であると考えられる。看護補助者は就業において必須の資格はなく，その業務内容もさまざまであるが，看護の補助によって看護師は雑務に追われることなく看護に注力できる。しかし，入院環境がそのまま生活の場となってしまうこともある精神疾患患者にとっては看護補助者の業務ではなくその存在そのものが替え難い治療環境の1つとなり得るのであり，その教育と協働は欠かすことのできない重要項目なのである。

〈引用・参考文献〉

1）厚生労働省：医療従事者の需給に関する検討会．第9回看護職員需給分科会資料．https://www.mhlw.go.jp/content/10801000/000514972.pdf（2019年6月3日）
2）厚生労働省 医療従事者の需給に関する検討会：看護職員需給分科会中間とりまとめ．https://www.mhlw.go.jp/content/10805000/000567572.pdf（2019年11月15日）
3）森岡和憲：業務のIT化に伴う看護教育体制改善における一事例 看護職員のPCスキル調査報告．日本精神科看護学術集会誌，60（2），p.27－31，2017.
4）宮﨑智子：看護補助者の意識向上と教育体制の構築に向けて．H25年度国公私立大学病院副看護部長研修 https://www.np-portal.com/file/dl/report/50acd68a56da702217996228a5641519.pdf，2013.
5）山口あゆみ：看護補助者の育成と看護師との協働．全国国保地域医療学会特集号，54，p.644，2015.

看護補助者の実感を含めた実践報告と管理者としての思い

就労移行支援事業の現場から

執筆者

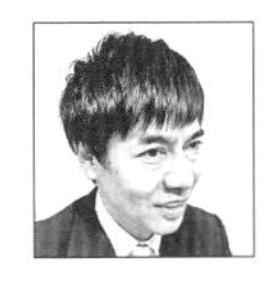

医療法人原会原病院（群馬県伊勢崎市）
障害福祉サービス統括長
齋藤良昭 さいとう よしあき

はじめに

筆者は現在，障害福祉部門の管理者であるが，2年前までは看護師長として，看護補助者の役割意識の形成や教育体制整備に力を注いできた。看護師が専門性の高い業務に専念するために，また看護補助者の「対象者の状態に応じたケアの方法を判断する立場にはなく，標準化された手順や指示された手順に則って業務を実施する」[1)]という業務範囲を考慮しながら，看護補助者が組織としてキャリアアップできる仕組みの構築を併行して行った。障害福祉の領域では看護職員の配置は加算算定要件としてあるが義務づけられておらず，地域で生活する障がい者の支援は看護補助者が主力として活躍できる。医療法における入院基本料を算定する病院では「補助者」という立場だが，障害福祉施設では障害特性による生活のしづらさに対する具体的支援を自ら考え実施できる。ただ，主力として活躍するということは責任も大きくなり，課題に直面する場面も多くなり，学習の必要性を感じさせる機会も多くなった。

本稿では医療法人原会が運営する「就労移行支援事業所ワークフォー高崎」において，看護補助者が実感した主力であるがゆえに感じた苦悩，主力だからこそ感じた達成感を紹介しながら，支援場面から抽出した課題と組織的な教育体制について述べたい。以下，看護補助者は支援員と記載する。

利用者の情報を活用する場面から

主力がゆえに苦悩する場面は就労移行支援事業所利用開始前の段階で現れた。就労移行支援事業所の利用を開始するには，利用を希望する障がい者の就労意思が必要である。また支援を効果的に，利用者に負担感なく実施するには，障害の特性による生活のしづらさを理解する必要がある。そして就労意思に現実感を段階的に加えるために，生活のしづらさを考慮した支援過程を展開しなければならない。障害の特性については，他職種から基本情報として共有されていたが，障害を表現する語句が共通用語として機能していないことがあり，すべての支援員の共通認識になっていないことが後に判明した。

看護職員は教育機関における基礎学習や医師との症状にかかわる会話，看護職員同士の会話により，症状や障害を表現する共通用語を増やしていくが，支援員には上記した場面を経験することは少ない。この場面を組織的につくるために受診同行を開始し，情報提供書に記載された症状や障害を表現する語句を受診時の医師と利用者の会話から一致させた。また，障害特性と考えられる発言や動作を観察した場面があった場合，専門的判断はできないため受診同行時に医師に確認し，具体的支援に医師の見解を追加した。支援員は「なんとなく理解していた。利用者がつらい思いをしてきたことは，急性期病棟の保護室や閉鎖病棟を見ていたので理解できました。ただ，就労移行支援事業所を信頼していただき支援する機会をもちながら，利用者を支えるチームの共通用語をもっていないなんて，チームの一員としてなんと言ったらよいのか」と苦悩していた時期を振り返った。また，「過去のエピソードも支援に活かすことを考えなければならないと思うようになりました。考え方や感じ方の偏りから，同じ危機に直面しやすい。だから過去のエピソードが重要で，その特性を把握しなければならないと理解もできました」と達成感も話した。この受診同行は支援員たちの支援の方向性と速度の確認の意味もなしているようである。

支援の到達度を評価する場面から

就労移行支援事業は支援期間が2年間と期限がある。2年間もあると考える人がいれば，2年間しかないと考える人もいる。就労移行支援事業所の利用は就労意思をもつことが優先されることから，就業までの過程において「早く就職したい」と訓練の充足を待たずに焦燥感を表出する利用者も存在する。ただ，厚生労働省は就労移行支援事業の成果基準を就業後の継続としており，利用者が自分の障害特性をあらためて把握し，就業後も自立できる領域や一部支援や配慮を求める領域，それ以上に支援や配慮を求める領域などを明確にする訓練や，必要であれば企業も合意できる合理的配慮（障害のある人が障害のない人と平等に人権を享受し行使できるよう，1人1人の特徴や場面に応じて発生する障害・困難さを取り除くための，個別の調整や変更のこと）の検討準備もしなければ就労継続にはつながらない。このように，就業する企業を具体化する企業マッチングのみクローズアップされる課題場面が表出した。

支援員は現段階の支援到達度を検討する場面でも苦悩を表現した。「継続通所ができている段階で就業可能な企業を探してもよいのではないか」や「なぜ，就労移行支援事業所に通所しているのかを原点に戻って考える必要があるのではないか」「焦燥感を感じているのは提供している支援の意義に納得していないからではないか」「同時期に通所を開始した他利用者は，就業体験実習をしていることを『遅れ』と感じているのではないか」など，次々と思うことが飛び出してきた。さらに「根拠がないから自信をもって言えない」と核心的な思いも表出した。

専門的な判断のできない支援員が根拠をもって表現するとは，具体的にどんなことだろうか。筆者は経過記録を活用することを推進した。看護記録ではあたりまえだが，利用者の話した言葉は省略せずに正確に記録し，その発言を導いたと考えられる背景も記載した。またWRAP®も同時に導入し，利用者の健康度を支援員なりに把握できる体制を整えた。さらに各利用者の支援到達度に対する支援員なりの解釈を検討するワークシートを採用し，1か月に1回の頻度（毎月15日前後）で支援過程到達度をすべての支援員で検討し，看護師である筆者が承認する形を評価体制として整備した。「正確に記載されていると，その場面が思い返されます。他支援員に説明するときに記録を根拠として自分の解釈を伝えることができます」や「利用者の将来に時間的な設定も加えながら説明できるようになりました」「すべての支援員の考えが記載されたシートが利用者ごとにあると，自分の知らない場面で表現されたことから，このような解釈になったのかと考えさせられます」「最終的な承認は看護師になるが，自分たちの解釈と整合性があると自信につながります」と実感を述べた。

この将来の見通しを立てる支援は，すべての利用者の個別支援計画に「適正を判断する職業指導員（支援員の中の1つの役割）は，現在の就労支援過程がどの位置にあり，現在の訓練意義を納得できるまで説明します」と具体的支援に導入され，各支援員はその根拠として成立するための記録作成を実践している。

対応困難な場面から

支援員の多くは「もっと利用者とかかわりをもちたい」と希望をもっていた。さらに聞くと，「業務が多忙で利用者と接している時間がない」と話した。そこで15分ごとの業務量調査を実施すると，事業所内で業務する全業務時間の78%を利用者と接した時間が占めていた。しかも各支援員の動線が重なる利用者もおり，話しやすい利用者に集中する傾向も明らかになった。病棟では保護室を利用する患者に対しても直接観察を実施しなければならない時間帯があり，治療効果を把握するために意図的な会話やモニタリングの実施もある。看護師は教育機関などの基礎学習や医療機関などの経験により，対象者の状態に応じて臨床的な判断を行えるため，可能なのであろう。就労移行支援事業所の支援員はどうだろうか。「何を話していいかわからない」や「どう対応すればよいのかわからない」

「以前に話しかけた時，不機嫌そうであったため対応の正解がわからない」など，業務調査前に聞いた「利用者とかかわりをもちたい」と乖離していた。また，「会話するときの言語の選択が難しい。通所開始から家族の話や障害の話，将来に対する不安などを話した関係であったが，あるとき想定範囲外の反応があり，その利用者が怖くなった。最近では以前のように深い話はしなくなった」と1つの事例が支援を阻害する要因になっている事実もあった。

障がい者支援は自分の気持ちや思いを表現することが困難な人が対象であることを意識していたら，また支援員の想定する範囲外の反応が起きたときに，背景に何かあったのではないかと一緒に考えられる機会があったなら，「以前のように深い話はしなくなった」という悲しい事象には至らなかったと思う。この対象の利用者は通所を続けており，その支援員に敵意や批判的な行動は観察されていなかった。この場合，どのような対応が選択されるべきだったのであろう。正解を導く必要はないが，不安が大きく感情が不安定な状態であったら，言語化を促し対応できる範囲に抑える方法がよいだろう。また自我が脆弱な状態であったら傾聴などの共感的な方法がよかっただろう。いずれにせよ一緒に考える機会は教育という視点からも必要と考え，朝の情報交換後，早急に対応しなければならない事案検討の時間を設定し，「今日，どう対応するか」を考える機会をつくった。これらは対応の選択肢を拡大するだけでなく，発生している問題を放置しないという責任感の醸成にもつながった。

「なぜ」を感じる場面から

ある利用者の支援において，就労意思の維持できるように支援していたが，「最近，疲れてしまったようで，通所開始時と比較して就労意思が低下している気がする」や「職業の適正検査と本人の希望は一致していたのに，希望職種の変更を希望しています」など，利用者が支援員に見せる不安定な行動により，自分たちの支援のあり方に不安を感じた場面があった。これらは障がい者と接した経験の深さによるものと考えられた。主力として「意思の強さが日常的に一定とは限らないこと」や「本人なりの試行錯誤につきあいながら支援を進める大切さ」などの障がい者支援の基本的情報の不足が課題場面として表出された。

このような場面が重なると支援技術よりも，利用者の障害特性に関する基礎学習に優先性を感じたようである。支援員が配属される病棟の多くは精神科療養病棟であり，統合失調症や認知症が前景化した精神疾患が対象となる。就労移行支援事業所の利用者は，それ以外の障害が多いのが現状である。経験のある支援員は接する距離感や直感的に違和感を覚える優れた感覚をもっているが，その経験により得られた対応技術が，そのまま就労移行支援事業所の利用者に効果的であるとは限らない。経験により得られた対応技術をいかに効果的に活用するために，支援員らは基本的な情報を獲得できる教本の準備行い，検討を重ねてたどりついた教本は精神障害を題材とした「漫画」であった。「抵抗感なく手に取り，情報だけでなく面白さも加わり，最後まで読み切ることができる」という理由であった。

1人の支援員だけでなく，ほかの支援員も同じように漫画教本を読み，読んだ支援員同士で「あのページに描かれていた人は，あの利用者さんにあてはまるよね。あの利用者さんの障害も同じだったかな」や「教本を読んだ後に，医師からの情報提供書や相談員からの基本情報提供書を読み返しました。また自分たちの記録も読み返しました。自分たちの記録が医師や相談員に情報提供書として成立するためには，この視点が不足していましたよね」など，筆者の予想を上回る実感が伝えられた。正直なことを言えば，組織が教育体制の整備に，主となる教本として漫画を採用することに少々の不安はあった。ただ，支援員らの自分たちを知ったうえでの提案に熱意を感じたことも事実であった。

おわりに

今回，支援員が主力として支援できる領域として就労移行支援事業所を紹介した。はじめから終わりまでの見通しを立てながら，2年間という決められた期間で就業という希望を叶える支援をすることは大変なことである。支援員たちは利用者と対応する中で，現状の自分たちを受け入れ，自分たちで建設的な変化を起こした。そして成果として多くの利用者を就業に導き，多くの利用者の安定した通所を実現している。（テーマであるためあえて看護補助者という呼称を使用するが）看護補助者は活用方法により大きな可能性をもっている職種と考える。さまざまな意見はあると思うが，看護補助者のキャリアアップという点では，病院だけでなく障害福祉という選択肢もあってよいと思う。

〈引用・参考文献〉

1）公益社団法人日本看護協会：看護チームにおける看護師・准看護師及び看護補助者の業務のあり方に関するガイドライン及び活用ガイド. p.15, 2019.

特集

座談会①

ケアワーカー（看護補助者）が主体性をもって業務に取り組むために

弊誌では2014年4月号にて「ともに育ち・育てあう環境をめざして」と題し，今回お話を伺った医療法人財団青山会福井記念病院のみなさんにケアワーカーを対象としたプリセプター制度や，委員会活動の積極参加を通した看護師とケアワーカーの学び合いについて語ってもらった。本座談会では，ケアワーカーへのプリセプター教育のその後の状況を含め，ケアワーカーが主体性をもって業務へと取り組むための体制づくりについて検討していただいた。

教育プログラムの概要

編集部　まずは，前回（2014年4月号）の座談会で紹介させていただいた内容の振り返りとなってしまいますが，病院で導入しているケアワーカーへのプリセプター教育の概要をご説明いただけますか。

奥田　2008（平成20）年に看護師を対象としたラダーの導入に合わせ，ケアワーカーのレベルⅠ・Ⅱ・Ⅲで構成されるラダー教育も導入されました（表1，2）。この流れから2012（平成24）年にケアワーカーのプリセプター制度が始まりました。基本的には本稿で「プリセプター教育」というときには，表1，2のレベルⅢを指します。ラダーに組み込まれている研修内容としては，1年目には基本的な技術，中堅ではコミュニケーションや接遇面，ベテランはプリセプターとしての役割を担うことになるので，コーチングやリーダーシップなどを学んでもらっています。

編集部　ありがとうございました。この教育プログラムについて，研究としてまとめられ発表されたとお聞きしました（日本精神科看護学術集会誌，2018，Vol.61，No.1）。

森岡　今日，ご一緒している奥田看護副部長，竹山主任，私，そして中庭良枝看護部長での発表でした。論文はケアワーカーのプリセプター教育プログラムを検討し，研修の課題を明確にすることを目的としました。浮かびあがった課

参加者

医療法人財団青山会福井記念病院（神奈川県三浦市）
看護師長兼務看護副部長
奥田照美 おくだ てるみ

同 看護師長
松葉口美穂 まつばぐち みほ

同 看護師長
森岡優子 もりおか ゆうこ

同 看護師長
石井ナナ子 いしい ななこ

同 看護主任
竹山貴士 たけやま たかし

題としては「プリセプターへの早期フィードバック」「プリセプターをサポートする体制構築」の2点でした。研究を通じて「課題」が明確になったと同時に，研究を通じて院内スタッフから制度に関してさまざまな意見を取り入れる結果となり，充実した研究となりました。

編集部　誌面でプリセプター制度を紹介させていただいた時点では，開始から2年目のことでした。あれから数年が経ちましたが，浸透や効果のほどはいかがでしょうか。

竹山　プリセプター教育を受けたケアワーカーが，後輩のケアワーカーへの指導にあたっているのを現場でよく見かけます。これは「自分の知識を伝えていこう」という姿勢の表れだと思います。

松葉口　プリセプター・プリセプティ間だけに限らず，広く学びを得た先輩ケアワーカーが後輩を指導するという循環が自然にできているのを見ると，この制度が根づいてるなと感じます。そういったところも含め，私たち看護師のほうも刺激を受けている面がありますね。

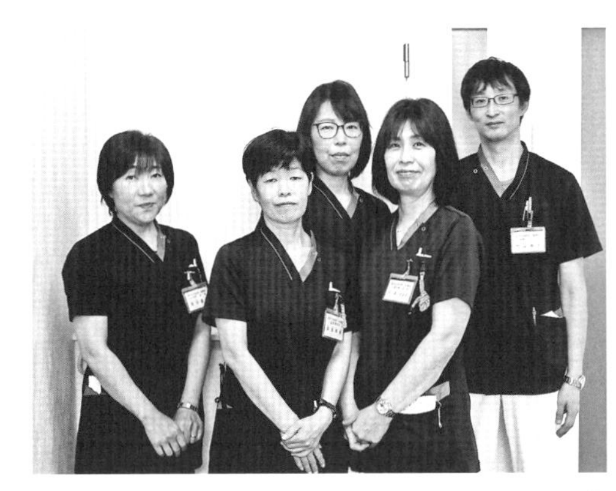

写真左から，森岡師長，奥田看護副部長，松葉口師長，石井師長，竹山主任

教育委員会主催の教育プログラムに組み込まれた研修以外にも，私が委員長を務めるコンチネンスケア委員会や褥瘡委員会，食の安全委員会が主催する研修や褥瘡委員会があり，これらにもケアワーカーには積極的に参加していただいています。

竹山　あらためて，ケアワーカー1人1人が患者さんをきちんと看たうえで，相談を投げかけたり，情報を報告してくれたりすることは私たち看護師にとってとても有用です。それによって私たちは今後の看護の方針や対策を立てられたり，医師への診察依頼がかけられたりしますからね。

松葉口　私が師長を務める認知症疾患治療病棟は看護師よりもケアワーカーのスタッフが多く，患者さんの直接的なケアの面では，ケアワーカーの力なくしてはケアに取り組めないほどだと思っています。

森岡　ケアワーカーは患者さんに安心感を与えられる存在だと思います。患者さんから「こうしてほしい」という要望が看護側にあったとして，それがさまざまな要因で叶わなかったときに「残念でしたね……」と看護師と患者さんの間に入って調整してくれる役割にはとても助けられています。

学びのニーズの掘り起こす

編集部　研修の組み立てにあたっては，ケアワーカーという特性に合わせて，という配慮が

表1　看護部教育ラダー（ケアワーカー）

	レベルⅠ（1年目）	レベルⅡ（2年目）	レベルⅢ（3年目）
到達目標	①青山会（病院・看護部）の理念，目標がわかる。 ②社会人としてのマナーを身につけることができる。 ③ケアワーカーとしての役割を理解し，行動できる。 ④指導のもと，介護業務ができる。	①看護チームのなかでの，介護の役割と立場を自覚し，責任ある行動がとれる。 ②個別性を考えた患者の介護ができる。 ③研修に参加し，介護業務に活かすことができる。	①青山会（病院・看護部）のなかでの役割と立場を自覚し，責任のある行動がとれる。 ②病棟・外来における介護の模範を示すことができる。 ③みずから研修に参加し，介護技術を高め，後輩の指導ができる。
実践能力	①基本的な介護知識・介護技術を身につける。 ②看護チームのなかでのケアワーカーの役割を理解できる。 ③患者・家族の話を聞くことができ，知り得た情報を報告できる。 ④当院の看護基準・手順にそって介護ができる。 ⑤指導のもと，安全・安楽を意識した介護ができる。 ⑥指導のもと，介護の優先順位を考えながら行動できる。 ⑦他者の支援を受けることができる。 ⑧自分の思いや考えを言葉や行動を通して伝えることができる。 ⑨病棟スタッフに報告・連絡・相談ができる。 ⑩緊急時は，速やかに報告し，指示に従い行動がとれる。 ⑪指導のもとに物品を管理できる。	①看護チームの一員としての自覚をもち，病棟の係を担うことができる。 ②患者・家族に対し，共感しようと努力することができる。 ③安全・安楽を守る介護が実践できる。 ④患者の状況を報告できる。 ⑤介護の優先順位を考えながら行動できる。 ⑥介護業務のなかで，危険を予測し，それを適切に報告することができる。 ⑦自己の傾向を知り，自分の考えを伝えることができる。 ⑧必要な事項を，報告・連絡・相談できる。 ⑨緊急時は，速やかに報告し，指示に従って患者の安全を優先した行動をとれる。 ⑩物品を管理できる。	①組織（病院・看護部）の一員としての役割を理解し，介護業務ができる。 ②患者・家族に対し，共感しようと努力することができ，知り得た情報を報告でき，報告の必要性を指導できる。 ③安全・安楽を守る介護を実践でき，指導できる。 ④患者の状況を報告でき，報告の必要性を指導できる。 ⑤介護業務の優先順位を考えながら行動でき，指導できる。 ⑥介護業務のなかで，危険を予測し，対処方法を提案できる。 ⑦相手の立場や人格を尊重して，自分の考えを伝えることができる。 ⑧指示のもと，他部署・他部門とのコミュニケーションがとれ，報告できる。 ⑨緊急時は，速やかに報告し，指示に従って患者の安全を優先した行動がとれる。 ⑩物品管理ができ，指導できる。
教育	①院内研修会や勉強会に参加し，知識や技術を身につける。 ②病棟機能に合った介護知識や技術を学ぶ。 ③参加した研修をスタッフに伝えることができる。	①院内・外の研修に積極的に参加し，介護知識や技術を高める。 ②参加した研修をスタッフに伝えることができ，介護に活かすことができる。 ③新人の指導ができる。	①院内・外の研修に積極的に参加し，病棟の介護力アップに努める。 ②介護知識や技術を高めるために，みずから学習の機会をつくる。 ③参加した研修をスタッフに伝達し，指導することができる。 ④後輩の指導ができる。

必要かと思いますが，そのあたりは。

松葉口　やはりケアワーカーはスキルの面での学びの意欲があるので，座学以外にも「実際にやってもらう」時間を十分にとるようにはしています。

森岡　教える側が一方的にならないようにす

表2　看護部教育計画（ケアワーカー）

研修名	研修内容	目標	レベル		
			1	2	3
ケアワーカービギナー&スキルアップ	Ⅰ　新入職オリエンテーション	福井記念病院の職員として必要な知識を得る	○		
	Ⅱ　フォローアップ	看護チームの一員として必要なことを理解する（報・連・相）	○	○	○
	Ⅲ　フォローアップ	ケア業務を実施するうえで大切にしたいこと（倫理について）	○	○	○
	Ⅳ　フォローアップ	患者の安全を考える	○	○	○
	Ⅴ　フォローアップ	自己の成長を確認する	○		
ケアワーカーベーシック	Ⅰ　コミュニケーション	コミュニケーションスキルを身につける		○	
	Ⅱ　接遇Ⅰ	接遇の必要性について理解する		○	○
	Ⅲ　接遇Ⅱ	接遇の実践スキルを身につける		○	○
ケアワーカーアドバンス	Ⅰ　コーチングⅠ－①	指導実践においてコーチングスキルの基礎を理解する			○
	Ⅱ　コーチングⅠ－②	コーチングのスキルが活用できる			○
	Ⅲ　アドバンス②	新人・後輩育成のなかで生じる問題の解決方法がわかる			○
	Ⅳ　アドバンス③	リーダーシップとは何かを理解するどのように発揮するかを考える			○
	Ⅴ　アドバンス④	指導者として自己の成長を確認する			○
	Ⅵ　アドバンス①	指導者としての心構えと指導方法について学ぶ			○

る，という配慮はしています。講義は相互作用も大事ですからね。また，当院のケアワーカーは勉強熱心で向上心をもつ方が多いので，「参加者がいま何を学びたいのか」「何に困っているのか」を事前に把握して，研修内容を組み立てることはしています。学びのニーズの多くはより具体的なこと――症状が出ている患者さんにどうかかわればいいのか，という内容が多いですね。

松葉口　当病棟の勉強会では今年度，知りたい・学びたい内容を看護師とケアワーカーのペアで一緒に企画・実施するということを行いました（毎月1つのテーマで「看取りのケア」「接遇」「感染（消毒方法について）」「排泄について」「移乗について」など）。

編集部　お話を伺っていると，ケアワーカーの学びの意欲が非常に高いと感じます。とても積極性がありますね。

奥田　もちろん，当院でもなかなかケアワーカーに研修に参加いただけないということもありました。しかし，ケアワーカーへの教育として集合教育を始めたのは2006（平成18）年，2007

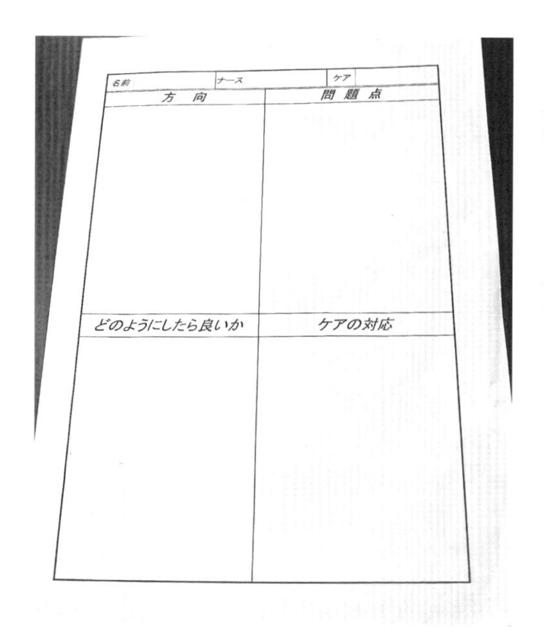

名前　ナース　ケア

方向	問題点
どのようにしたら良いか	ケアの対応

図1　ケアワーカーが提案した患者情報を収集するためのシート

(平成19) 年の4月から排泄や食事介助などの基礎的な介護技術などに関するオリエンテーションの導入，そして2008年のラダー導入。こうした長い道のりのなかで，ケアワーカーが「研修を受ける」ということが「あたりまえのこと」になってきました。これはひとえに「やり続けた」ことが大きいと思います。

石井　いま奥田副部長から説明いただいたような素地がありつつ，たとえば目標管理での面接の機会に話を伺うと，「(できる範囲は資格者に比べて限られているけれど) 看護師から言われることだけをこなす毎日はつまらない」「自分は患者さんのためにこんなことがしたい」という思いを出されることがしばしばあります。こうした思いが表出されれば，それに十全に応えるために，病棟で看護師とペアでプライマリーをつけたり，各種の委員会の係を看護師とペアになってもらったりという方策をとっています。こうしたことが「自分には役割がある」という意識につながっていったのではないかと思います。

森岡　それに，各種の委員会活動に参加してもらい，ケアワーカーが自分の考えを発信できる機会ができると，意識がだいぶ変わってくると実感しています。

竹山「役割意識をもつ」というのは働くうえでのモチベーションとしてはたしかに大きい。そして，それを看護師がきちんと受け止める。

森岡　そうですね。当院で活発に行ってるケア会 (ケアワーカーによる会。研修内容や業務遂行上の提案などを行っている) からの提案を看護師が真摯に受け止め，一緒にテーマを練りあげたり，問題解決していったりする機会は，ケアワーカーに限らず看護師にとっても大きな意義をもっています。

編集部　最近ではケア会からどのような提案があったのでしょうか。

森岡　ちょうど冒頭に紹介した研究を進めていたときに，プリセプターを務めてくれたケアワーカーの1人から，「看護師が普段行っている看護計画をケアワーカーでも導入したい。自分たちでもできることを考えたい」と提案がありました。これをケア会で検討し，ケアワーカーの業務の範囲内でできる，患者さんの情報収集のためのシートを完成させ，臨床に導入することになりました (図1)。

編集部　プリセプター制度のたまものです

ね。

森岡　本当にそう思います。このケアワーカーは日々の業務をていねいにする方ではあったですが，ずばぬけて積極性があって，どんどんアイデアを出していく，という方ではなかったのです。また，こちらも必要以上の期待をかけていたわけでもない。しかし，すばらしい提案をしてくれた。それがうれしかった。

奥田　プリセプター選出が，「師長の推薦による部長からの任命」という形で明示されていたのは，任命された側のケアワーカーのモチベーションに与える影響はとても大きかったのではないかと考えています。

また，ケア会に関していえば，外部からのあらぬ批判を受けずケアワーカー同士が安心して話し合うことができ，そこで生まれた提案が業務に採用されるということは，大きなやりがいにつながります。

ただ，そこにはリーダーシップをとれる人がいないといけないわけで，（ケアワーカーへの）リーダーシップ教育の重要性を実感します。逆にいえば，しっかり教育ができていれば，自動的に動いていく。私の病棟ではケアワーカーをコンチネンスと食の安全の2つの係に分け看護師と活動していますが，年度替わりに継続してやらせてほしいとケアワーカーから希望がありました。

編集部　竹山さんの病棟ではケア会からどのような提案がありましたか。

竹山　ケアワーカーの日勤・夜勤の業務のスケジュールをケアワーカー主体で作ってもらっています。新入職の資格者が夜勤に入るとき（そして，その方がケア業務にあたるときには）には，「その業務スケジュールに参考にしてください」と渡しているようです。本当に自主的に動いてくれていますね。

石井　以前いた病棟の話にはなりますが，「チームワークをよくするには」と問題提起があり，ケアワーカーと一緒にKJ法を用いて話し合いをして，解決策を考えたことがあります。

看護師とケアワーカーの協働に向けて

編集部　ケアワーカーからの発信に関しては，ケアワーカーの積極性もさることながら，それを受ける看護師側の姿勢も重要かと思います。これは少し穿ちすぎかもしれませんが，「資格者・非資格者」という上下関係意識のようなものが協働に悪く影響することはありませんか。

竹山　もしケアワーカーに対して「指示・命令」の対象としか見ていない看護師がいるとすれば，自身がケアワーカー時代に受けた資格者からの扱いが影響することもあるんじゃないかと思います。もちろんよくない扱いを受けたからこそ，自分はケアワーカーに対して敬意をもって接しようと考える場合もあるでしょうが……難しいところですね。

森岡　上下関係の意識ですか……。当院に限ってはそうしたことは見られませんが，それは看護師もケアワーカーも「1つのチーム」であるという意識が根づいているからかもしれません。こうした意識は看護部長の考えが浸透しているからでもあります。たとえば，接遇研修でもケアワーカーと看護師で分けることはせず，一緒に研修を受けています。ここには患者さんのケアにとって必要なことはみんなが同じように向き合うという信念があります。これは目に見えないものですが，「資格者も非資格者も1つのチーム」と言葉で説明するよりも，深くみんなに伝わります。チームで力を合わせないと1人では患者さんのケアは成り立ちませんから。

松葉口　この座談会の前半で，「患者さんの直接的なケアの面では，ケアワーカーの力なくしてはケアに取り組めないほど」と述べましたが，ケアワーカーの能力を軽んじては，スタッフがフル回転で働いている現在の病棟は回りません。患者さんの異常の早期発見という点でも，ケアワーカーの発信に真摯に向き合わなければ，結果的に患者さんの不利益となります。また，同じ立ち位置だからこその意見の違いも当然あります。その意見の総意を看護師・ケアワーカーが認めたうえで，患者さんにとってもっとも必要なケアは何かを検討していっています。

奥田　もちろん「意見の違い」が深刻になることも実際にはあります。そこで管理者の適切な介入が必要となります。そこは，やはり根気強く調整していく。ケア会についても同じで，いまはケア会が自主的に運営され，さまざまな発信をしていますが，当初はミーティングが定例で行われなかったりすることもありました。しかしそこで諦めずに，その時々でていねいに管理者が介入することで現在の状態にまでたどりついたという自負はあります。

竹山　ケアワーカーの学びのモチベーションに関する話題で奥田看護副部長がいみじくも「やり続けた」ことが重要だったと仰いました。実際にそうなのです。研究発表の際の質疑応答でも，「ケアワーカーさんがどうしてそんなに積極的に学ぶ姿勢をもっているのか」という質問を受けましたが，答えは同じなのです。「やり続けた」。「やり続けた」ことによって，【指導を受ける新人】が【新人を指導する中堅・ベテラン】となり，新人を指導するというサイクルができあがった。このサイクルは同じところをぐるぐるまわるようなサイクルではなくて，これまで提供されてきた「指導する・指導を受ける」という経験が蓄積されていくものであり，ある意味で年々厚みを増していくようなサイクルです。

編集部　ケアワーカーが伸び伸びと業務にあたることができ，みずから業務の改善に関するような発信ができるためには，根気よくねばり強く「続ける」という姿勢が重要であることがわかりました。ただ，根気よくねばり強く「続け」られるためには，組織の理念が明確であること，それが（組織的に）上から下まで浸透していることが重要であることがお話のなかから浮かびあがってきたと思います。本日はありがとうございました。

（終）

座談会②

看護補助者に外国人を登用して

組織の変化を振り返る

本座談会では，日本人以外の看護補助者の採用（主にはフィリピン人）を積極的に進める社会医療法人杏嶺会上林記念病院に，看護補助者への外国人の採用の課題とそれによる組織変化についてお話を伺った。

フィリピン人スタッフの採用のきっかけ

池田　当院に先駆けて，当院と同グループである一般急性期病院がフィリピンの方を看護補助者として採用していました。当時，当院においては比較的に看護補助者数は充足していましたが，数年後を考えると定年退職者が増え始めていく現状があり，同時に募集をかけても看護補助者が集まるか先が読みにくいという事情がありました。そのため，採用について再考する必要が出てきました。

一宮市の人口動態をみると，外国人の居住比率で1番が中国の方，2番が韓国の方，3番目にフィリピンの方でした。一宮西病院でフィリピンの方が就職していることもありましたし，フィリピンの方はいわゆる「横のつながり」をもつ方が多いことがわかっていました。これは今後の人材の確保にとって有利な点です。また，生活圏としてこの地域に根差している人なら，この地域の特性についてはある程度把握しておられるだろうと。こうした経緯から，フィリピン人スタッフの採用を決めました。これが，2015（平成27）年のことです。

編集部　看護補助者の採用は過去と比べて難しくなっていますか？

池田　介護事業所などの現場で働く（特に介護系職種）人への処遇改善のため，近年さまざまな施策がとられ，病院勤務で受け取る給与に差が出てくるようになりました。働く人たちにとっては，より賃金の高いところに就職したいのは当然の心理です。当院としてもその差を縮めるために夜勤の手当を上げたり，看護補助者への職務手当も出したりするようにしていますが，その差はなかなか埋まりません。そのため

参加者

社会医療法人杏嶺会上林記念病院（愛知県一宮市）
看護部長
池田成幸 いけだ しげゆき

同 看護師長
服部友紀 はっとり ゆき

同 看護師長
林 典子 はやし のりこ

同 看護師長
寺澤光司 てらさわ こうじ

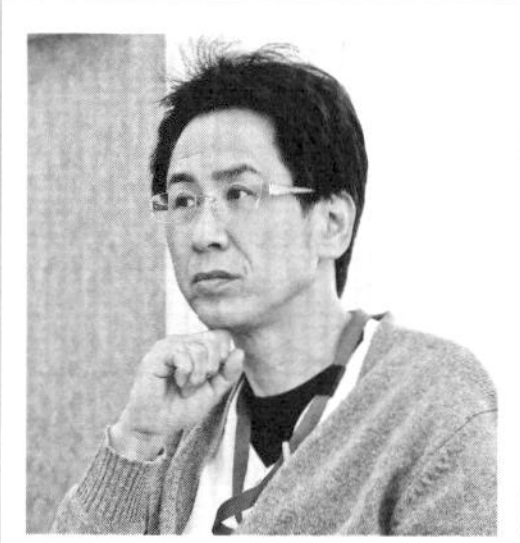
池田成幸看護部長

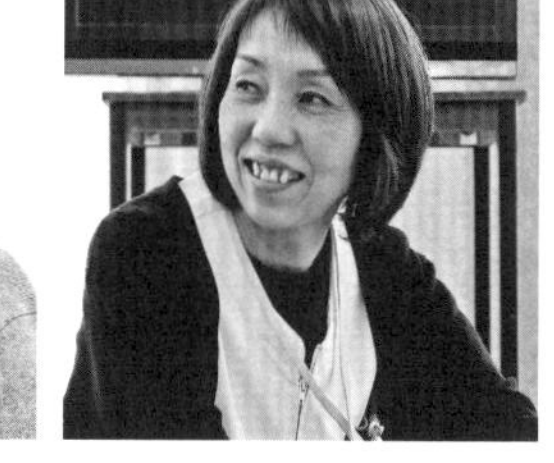
服部友紀看護師長

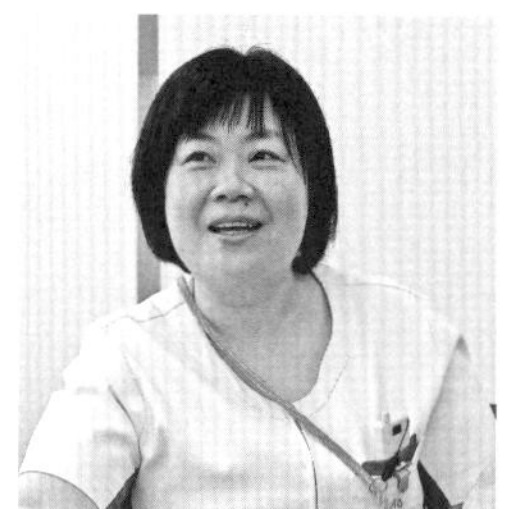
林典子看護師長

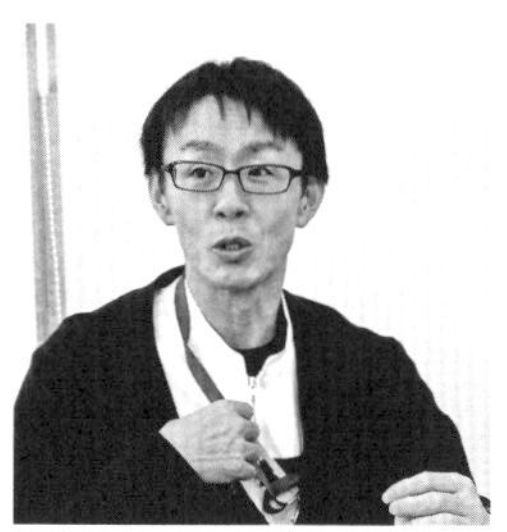
寺澤光司看護師長

入職面接では，介護現場では病院よりも賃金は高いけれど，病院の場合とは違い看護配置が少ないので，フロアのケア責任という相応の負担がある。他方で病院では看護師は多く，病棟ごとの人員も定数化しているため責任負担は少なくなる傾向にある，ということを伝え，判断していただくようにしています。

第一号の入職者を迎えて―コミュニケーションの工夫

編集部　最初にフィリピン人のスタッフが働かれた病棟は？

服部　私が師長を務める身体科病棟（現・地域一般病床）がはじめてです。

池田　このスタッフは日本での在住歴は10年以上なので，問題なかろうと考えていました。最初に身体科病棟に入ってもらったのは，もっとも人員を必要としていた科であり，もともとの看護補助者の数も多かったためです。

ただ，「フィリピンの方が看護補助者として入職されます」と伝えたときには，既存のスタッフは顔が引きつっていました。私としてはフィリピンの風土として高齢者を敬う精神があるため，比較的高齢の方が多い当院でもうまくいくのではないかと踏んでいましたが，実際に一緒に働くのは現場の人たちですから，戸惑いはあったと思います。

服部　いちばんの不安は言葉の問題です。あとは，日本との，生活・文化・宗教的な違い。もし違いがあれば，折り合いがつくのだろうか……そんな不安はよぎりました。

そして，実際に入職してくれた看護補助者さんは，なんとか会話は片言で大丈夫でしたが，日本語は読めませんし，書けませんでした。ただ，ローマ字はできましたので，患者さんのお名前やそのほかの言葉はローマ字でやりとりをしていました。まずその方が第一号で，いまとなっては当病棟では看護補助者の10名のうち，6名がフィリピンの方となっています。これは大きな変化です。後でいくつかの「苦労話」も出てくると思いますが，いまでは日本人スタッフも（若い）フィリピン人スタッフが新たに入職することが決まると，「やったー！」という反応が出てきています。

編集部　まずは身体科病棟で，その後，さまざまな病棟にフィリピン人スタッフが入職されるわけですね。

林　はい。私が師長を務める病棟は認知症の方が多い病棟（精神一般床）です。現在は9名中3名がフィリピンの方です。

当病棟に入職してきたフィリピンの方の場合，日本語のレベルに差がありました。スタッフによっては，漢字はもちろん，ひらがなやカタカナ，さらにはローマ字も読めない人もいました。患者さんのお名前が理解できないとなると，通常業務を進めるうえでは重大な障壁になります。ここが悩みどころでしたね。そこで池田部長から「言葉は違うけれど，数字は世界各国共通じゃないか？」というアドバイスがあり，患者さんとご家族に了解を得たうえで，患者さんの持ち物や車イス，ベッドなどに，それぞれに患者さんごとの番号を振らせていただきました。

現在のところ，こうした工夫で言葉の問題を乗り切っています。具体的には，当院では入院の際に必要となる衣類などのレンタルや，洗濯が利用できるケアサポートセット（CS）を用意しているのですが，これがAからDまでのプランがあり，なかなか全体の把握が難しいため，試行錯誤をくり返し，現在は表1のようになりました。

寺澤　私が師長をしている病棟（医療型療養病棟）の患者さんは寝たきりの状態がほとんどですので，まずはどの患者さんがどの部屋なのかを把握してもらうために，「○○号室の，このベッドは△△さん」という病棟の配置図をローマ字で作成し，まずはそこから覚えてもらいました。ベッドのお名前もすべてローマ字にさせていただきました（部屋のネームプレートは日本語のままです）。

また，職場では世間話や同国者同士の会話でも日本語を使用するようにお願いし，同国者同士の指導も日本語で統一しました。使用することが上達の早道であり，医療用語も覚えられると考えました。

服部　帳票に印字する患者氏名がカタカナと漢字であり，この帳票を使用しフィリピンの方は実働しながら患者氏名を覚えていきました。

日本人スタッフとフィリピン人スタッフの「対立」

編集部　当初は日本人のスタッフとフィリピン人のスタッフの，あえていえば壁みたいなものはありましたか。

服部　さんざんありました（笑）。具体的にいえば，たとえば休みの希望ですね。フィリピン人のスタッフは休みの希望を躊躇なく出してきます（笑）。その様子を見て日本人のスタッフが，「どうしてあの人たちばっかり……！」と険悪になったりしました。

しかし，私たちが理解したのは，結局フィリピン人のスタッフは希望したところに休みをとることができれば，それ以外は本当に真面目に

表1　入浴介助用の表（記入例）

	男性（MAN）		尿	便	CS	女性（WOMAN）		尿	便	CS
業者洗濯（ぎょうしゃせんたく）	3	ICHINOMIYA SABURO／一宮三郎	○	少	B	この欄には患者さんの番号を記入する。	この欄には名前（ローマ字／漢字）を記入する。	この欄には尿の有無を記入する。	この欄には便の量を記入する。	この欄にはCSセットの種類を記入する。
自宅洗濯（じたくせんたく）	1	NIHON TARO／日本太郎	○	多	A					
洗濯なし	2	AICHI JIRO／愛知次郎			A					

働くということです。もし，自分や家族が体調を悪くして休みをとらなければならなくなっても，次の休みを返上しても働く。これは「有給は年に1度，帰国するときに使いたい」ということが，彼女たちの生活の優先順位として高いからです。ですから（少なくとも休みの）希望は全部通す。これがいちばんいい。ただ，平気で半月ほど休みますので病棟運営はひやひやですが（笑）。

当病棟では6名のフィリピン人のスタッフがいるので，2か月に1度は誰かが長期にわたって休んでいるという状態ではありますが，最近ではむしろ，帰国しないスタッフに「帰らんでいいの？」と聞くくらいです。

池田　「日本にはバカンスはないんだよ……。長期に休むのは年に1回だよ……」とは，伝えていますけどね。

編集部　あと，気になったのは既存の日本人スタッフの反応です。

寺澤　長く勤務されている看護補助者さんから，フィリピン人スタッフと働くことへの拒否反応があったことは事実です。日本語がうまく通じないこともあり，入職したフィリピン人のスタッフ本人の耳には入りませんが，自然と「1人ぼっち」という雰囲気になってしまいます（実際に，このスタッフから「この病棟に最初に来たときは1人でとてもつらかった」という言葉も聞かれました。ただ，幸いなことにいまでも働いてくれています）。

そこで，先輩の日本人スタッフ／入職したフィリピン人スタッフというペアを作り，先輩スタッフには業務について指導してもらい，フィリピン人スタッフには何かわからないことがあれば，なんでも先輩の日本人スタッフに聞くようにしてもらうという試みを何か月か続けました。

こうした「教える／教わる」体制をとったのも大きかったのですが，最終的に拒否反応を示していた既存の日本人スタッフが「認めて」くれたのは，フィリピン人スタッフが夜勤に入ったときだと思います。夜勤を1人でやるようになって，パタリと不満がとまりました。「戦力（業務の一翼を担ってもらえる）になる」ということを実感できたのが大きいでしょうね。

編集部　個別局面での指導でもその「教え方」も工夫が必要でしょうね。

林　単語をつなげて伝えて，最後には本当に理解できたかを「オッケー？」と念入りに聞くことの大切さを学びましたね。日本人同士であれば，ある程度伝わったかと思えれば，いわゆる「あうん」の呼吸という言葉に象徴されるような，「きっと相手は自分の言ったことを理解してくれただろう」という判断になりがちですが，他文化の人とのコミュニケーションではそれでは足りません。もし「オッケー？」と聞いて，どうも理解できなかったら，別の単語を使ったり，言い回しを変えたりしていました。また，翻訳アプリを活用し，英語に変換して確認することも行っています。

寺澤　ただ言葉に関しては非常に熱心で，わからない言葉であれば，その場でスマートフォンを活用して調べたり，家に帰って復習したりする姿はよく見ます。

服部　そうなんです。だから日本語もメキメキ上達していくのです。

池田　語学に限らず，私たち日本人が正しく教えることができて，相手が理解できれば，もともと看護補助者の仕事への動機づけはできているので，間違いなく実践能力は高まると感じています。1つ象徴的なのが，看護補助者の業務の1つに霊安室の準備があります。こうした宗教的な儀式はその国々で異なります。日本には日本の作法があり，これは外国の人が簡単に慣れるものではありません。しかし，現在働いてくれているフィリピン人のスタッフは，祭壇の準備を頼まれれば，ほぼ完ぺきに準備を整えてくれています。また，臨死にあたっての作法もよくできています。これは彼女たちの理解力の高さを示すと同時に，院内での「決めごと」がフィリピン人スタッフ同士でスムーズに伝達されている証拠だと考えています。

実際の働きぶり

編集部　さて，ここでは実際の働きぶりについてお話いただければと思います。ただ「フィリピン人だからこうだ」という規定の仕方はできないとは思いますが，それでも患者さんへのかかわり方の特徴のようなものは感じられますか。

林　認知症の患者さんの場合，スタッフのかかわりに対してセンシティブに反応される方が多いのは知られています。フィリピン人スタッフの介入をみていると，日本人スタッフが介入すると抵抗を示す患者さんが，素直に話を聞い

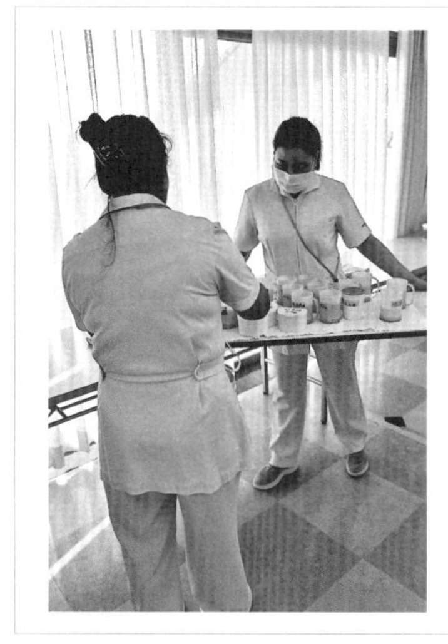
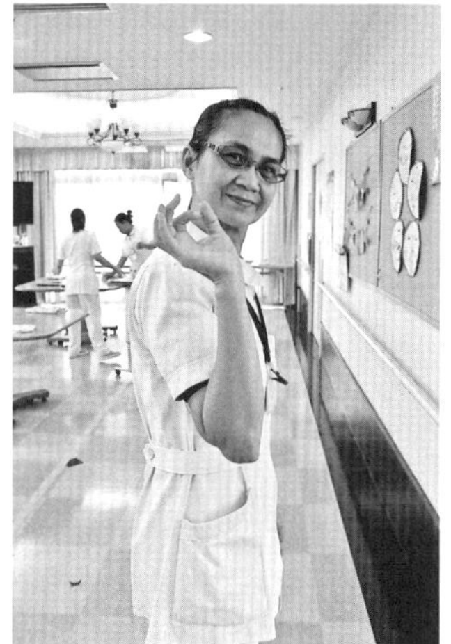
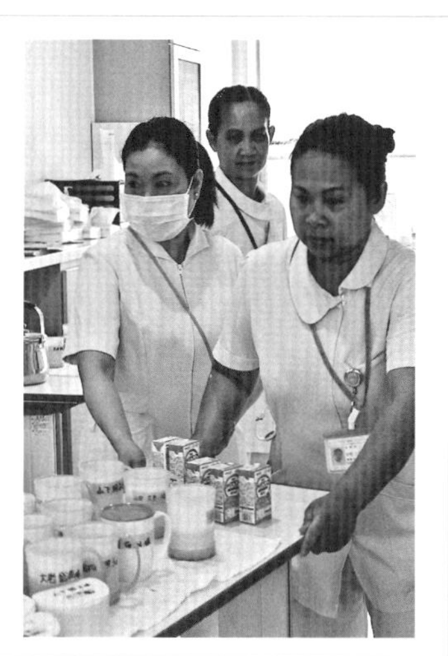

病棟で働くフィリピン出身の看護補助者さんたち。

てくるように感じます。独特の「やさしい」対応は印象的ですね。ただこれは「人によりけり」なのかもしれませんが……。

寺澤　それは感じますね。

林　かかわるうえでの態度でしょうか。たとえば，5分前にトイレを済ました患者さんが，「トイレに行きたい」と訴えた場合，往々にしてかかわるスタッフは「さっきも行ったのに……」という態度が出がちです。しかし，その態度を特に認知症の患者さんは敏感に察知するものです。しかし（少なくとも当病棟で働く）フィリピン人スタッフは「さっきも行ったでしょー！」と，言葉こそ少々荒いものの（笑），だからといって放置するのではなく「じゃあ行きましょうねー」と必ずトイレにお連れする。

寺澤　そう。かかわりを惜しまない。

池田　たしかに「行動を惜しまない」というのはとても感じます。「さっき出したんだから，出るわけがない」ではなくて，「そう訴えてくるんだったら仕方ないね」と，しっかり応じる。冒頭で申し上げた「高齢者を敬う伝統」がそうさせているのではないかと，私は思ってます。

フィリピン人スタッフの今後のあり方

池田　看護補助者の業務の中でできる裁量のなかで，フィリピン人・日本人という差異は当然ありません。国籍を問わずスタッフを平等に評価したうえで，そのスタッフに適した役目を負ってもらうという局面は近い将来，当然あるだろうと思います。

服部　当病棟では看護補助者に関してはフィリピン人スタッフの数のほうが多くなっていますが，看護補助者のなかでのリーダー業務（看護補助者をまとめたり，看護との連携を取り仕切るリーダー）はいま現在日本人スタッフが担っています。しかし，当然，看護補助者のリーダーをフィリピン人スタッフに担ってもらうことも十分考えられます。

池田　しかもきちんと手当をつけた形でね。

服部　そうですね。そのためには，いまから「リーダーシップ」のあり方をどう教育していくかを検討していく必要があると，師長としては考えています。

池田　同時に，現在行ってる看護師補助者の職務に関する研修機会に加えて，日ごろの業務のスキルを上げていくような，職務別の小グループ活動も推進していく必要も感じています。やはりそのためには，「フィリピン人スタッフによるリーダー」の誕生も想定しておかねばならないと考えています。

（終）

特集

座談会③

看護師と看護補助者の「壁」を超えて

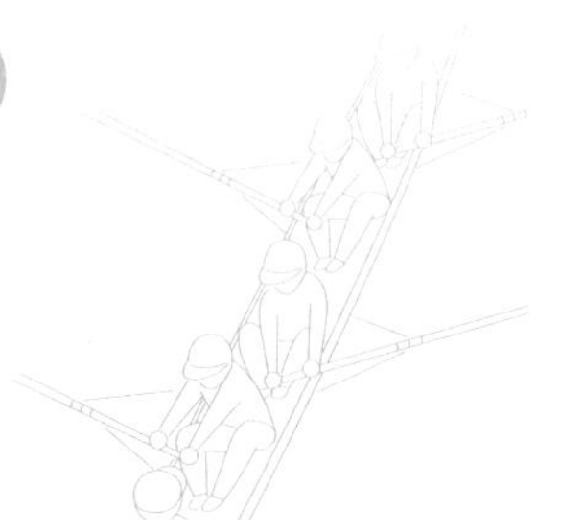

看護補助者と患者の心理的な距離は，あるいは看護師のそれと比べても近いものともいえる。そう考えると，看護補助者が患者から得るさまざまな生活情報は，その後の看護の展開においても重要なものとなる。しかし，看護補助者にとっては看護師の存在が「近づきづらいもの」であるとしたら，そうした重要な情報の伝達には障壁が生じる。本座談会では看護補助者の強みをあらためて検討しつつ，看護師—看護補助者の間の「壁」についても考える。併せて看護補助者へのメンタルヘルスに関する支援についても考える。

患者さんにとって より日常に近い存在として

藤田　医療法人社団薫風会山田病院（以下，当院）では，現在，看護補助者に求められている役割や機能の見直しを進めています。同時に，近年，介護福祉士の採用や養成のサポートを積極的に行っているところです。本特集でも何度も語られているところですが，看護補助者が臨床上で果たす役割は非常に大きいと思いますね。

柴田　そうですね。私たち看護師は「療養上の世話」をするうえで，看護技術を使って，さまざまな専門的な枠組みにそって患者さんにかかわっています。もちろん，看護補助者にも患者さんとかかわる際には一定の枠組みは求められるのですが，看護師ほどには専門性は高くはありません。しかし，むしろそのことによって，より直接的に患者さんと接するなかで，「あれ，なにか変だ……」という違和感を察知しやすいというのではないかという印象があります。

これは患者さんの状態の変化に限らず，「この患者さんは○○ができる人でもある」というような，いわゆるストレングスに関しても察知することができます。

藤田　看護補助者は看護師と比べてより患者さんと心理的に近い存在ですからね。だからこそ察知できる。私たち看護師の場合，看護師（＝医療者）—患者という関係性がある。そこには，どうしても「医療・看護を提供する人—される人」という勾配が生まれがちです。しかし，看護補助者と患者さんの場合，そうした関係性

参加者

医療法人社団薫風会山田病院（東京都西東京市）
精神看護専門看護師
柴田いつか　しばた いつか

同 看護部教育担当師長
藤田省一　ふじた しょういち

は生まれにくい。だからこそ，患者さんが「本音で語れる相手」であることができる。また，ユーモアをもって接することができるので（当然適度であることが望ましいですが），患者さんにとってはより日常のレベルに近い相手になることができる，という言い方も可能かと思います。

柴田　わかります。私自身，新卒で病院に入職したときに，患者さんの病棟での生活の様子を事細かに教えてくれたのは，看護補助者でしたから。

編集部　看護補助者と患者さんの「近さ」を象徴するエピソードがあれば。

柴田　「患者さん同士の濃密な関係をよく知っている」ということでいえば，「当院ではセレクト食といって，食事の希望を2つのなかから選ぶことができる方式をとっている病棟がありますが，ある患者さんがその病棟の全員分の希望をとりまとめてくれていることを看護補助者さんだけが知っていて，そのことを看護師に教えてくれた」というエピソードがあります。その方式の善し悪しはおいておくとして，看護補助者が患者さんの日々の入院生活により近いからこそ把握できたことだとは思います。

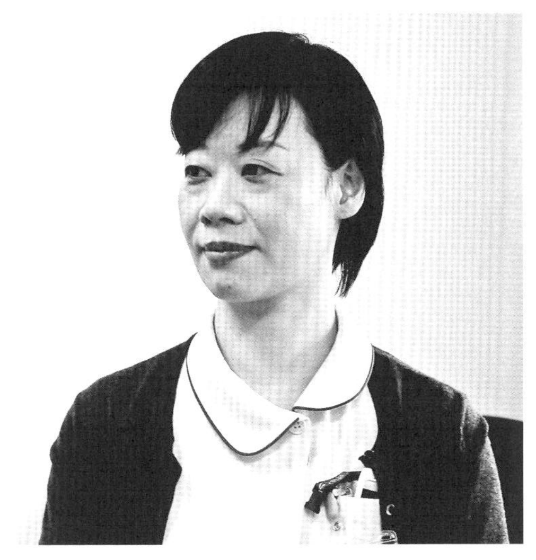

柴田いつか（精神看護専門看護師）

藤田　別の側面から見れば，「みんなの希望をとりまとめて他者に伝える力がある」ということ――まさにその患者さんのストレングスを，看護補助者の報告を通じて，私たちが共有することができた，ということですね。

「看護補助者」のイメージのズレ

編集部　患者さんの療養生活のなかで，より近い存在だからこそ気づけることがある，というのはよくわかります。だからこそ得られる情報も，今後看護を展開するうえでは貴重な情報となる。ここで少し意地の悪い言い方をしてしまうと，その貴重な情報にきちんと耳を傾ける姿勢がなければ，いわば宝の持ち腐れになってしまう。

柴田　先ほど私自身の経験として，「入職時に患者さんの詳しい情報を看護補助者の方から教えてもらった」と話しましたが，いま思い出してみると，当時の中堅・ベテランの看護師はとてもこまめに看護補助者と情報の共有をしていましたね。私はそうしたやりとりを自然なものとしてきて，いまに至っています。あるいは看護師と看護補助者のそうしたやりとりに接する機会が少ないと，看護補助者をただの「メッ

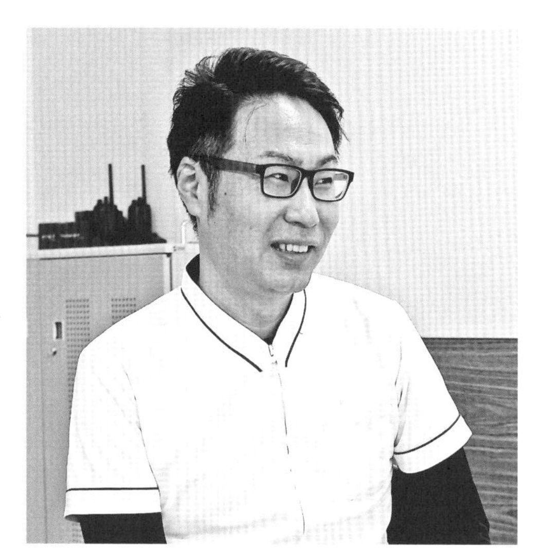

藤田省一（看護部教育担当師長）

センジャー」だと考えて，看護補助者の得てくる情報が貴重だという認識には至りづらいのではないでしょうか。

藤田　これは私が一般科で長く看護師をしていたことも影響しているのでしょうが，一般科を経験した看護師の場合，「看護補助者＝メッセンジャー業務（だけの役割）」というイメージが強いのかもしれません。

編集部　たしかに，看護補助者が一般科で求められる役割と精神科で求められる役割には，微妙だけれど決定的な差異があるように思います。精神科では，精神科に特徴だった看護補助者としてのあり方があるのかもしれません。

柴田　「精神科看護補助者」に名前を変えてもいいくらいかもしれません（笑）。

藤田　いまはだいぶ少なくなってしまいましたが，看護補助者が患者さんと病院の外に買い物に出かけたり，散歩に行ったりすることが多くありました。いまはそこまでではないにしても，「患者さんと直接かかわる」という局面は，一般科に比べて多いのは間違いないですね。

柴田　そのあたりのイメージのズレは大きいかもしれません。そうだとしたら，「看護補助者のもつ力や情報が貴重だ」という意識にはつながらないでしょうね。

藤田　そのズレは，看護補助者自身の業務への意識にも影響するだろうと思います。自分の役割は「メッセンジャー業務だ」と認識している人が精神科病院に入職したとして，そこで患者との比較的濃いかかわりを求められたら，「これは自分の業務と違う！」と感じて職場を離れてしまうということは，十分に考えられます。

柴田　そうですね。当院で働いていただいている看護補助者のなかで，勤務年数が長い人は，はたからみていても，「人とかかわることが好き」と感じられるような人が多いと感じます。そう考えると，入職時の面接から「精神科における看護補助者の求められる姿」をきちんと伝える必要があるのでしょうね。

学ぶ意欲をどう引き上げるか
―ステップアップのサポート

編集部　ここで，病院での「学ぶ機会」の体制に関して，概要でもよいので聞かせていただけますか。

藤田　当院では，4月に1週間の新規採用者研修を開催しています。そして，10月に後期採用者研修を行います。後期採用者研修は，もともと十分なオリエンテーションのないままに働くことになる5～6月に中途採用で入職した方に精神科で知っておいてほしい基礎的なことを学ぶ場としての機能があります。この後期採用者研修は新入職者以外の職員の参加も可能としています。ここにはオムツ交換・ボディメカニクスの研修が組まれていて，これに関しては介護福祉士優先としています。また，当院ではe-ラーニングも採用しているのですが，対面での学習も必要であるため，柴田さんや私，認定看護師で勉強会を行う機会も設けています。非常にざっくりですが，そのような院内研修体制です（外部研修やOJTに関しては説明を省いています）。

編集部　ありがとうございました。

さて先ほど，精神科で求められる看護補助者として「人とかかわるのが好き」というものがあがりました。このことに関して，「自分がかかわりのなかで得た情報を看護師さんに伝えても，聞いてもらえない」と看護補助者が思い込んでしまうと，情報発信することに消極的になってしまうと思うのです。表現は難しいですが，「（看護師と比べて）自分は非資格者だから」という思いが，あえていえば，看護師との協働を躊躇させる，という可能性はありませんか。

藤田　躊躇はあると思います。実際に，「看護師さんと一緒の研修は苦手だ」という声はよく聞きます。看護補助者や介護福祉士と一緒ならいいと。そこには，看護師という資格者への近寄りづらさみたいなものがあるとも考えられる。

柴田　一昨年，倫理をテーマにしたケア検討会を開催したのですが，そこでも看護師と一緒の場となることへの遠慮が見られました。自分の思いを吐き出す場としての安心・安全感には十分に配慮したつもりなのですが，なかなか意見が出てこない。「やはり，看護師と一緒に研修を受けるのは苦手なのか」と痛感しました。他方，全職員向けのスタンダードな研修には積極的に参加いただけるのです。なので，看護補助者も「学ぶ」ということへの意欲は確実にもっているとは思うのです。

藤田　そうなんです。看護補助者が潜在的にもっている，そうした「（実は自分も）学びたい」というモチベーションを漏らさずにすくっていきたい。だからこそ，看護補助者にはキャリアアップの道筋を明確に示すことが重要であると考えて，介護福祉士の資格をとるという方向性もあることをことあるごとに伝えています。介護福祉士の資格があることで給与の面だけではなく，やりがいと責任が生まれる。実際に当院でも，「介護福祉士をめざしたい」という看護補助者は何名かいます。現在では，キャリア面接などを通じて「介護福祉士をめざすのであれば，病院としてサポートします」ということは伝えています。

もちろん，看護補助者のままであっても患者さんの日常生活の環境を整備するという支援は可能です。しかし，介護福祉士は患者さんの日常生活のケアという面では，より深く入り込むことができる。あえていえば，介護という側面から看護師よりも高度な技術を会得できるし，そこから看護師が学んでいくことができます。ひいてはこれが，当院のケアの質を全体的に底上げすることにもつながると考えています。

先ほど看護師と看護補助者の間の心理的な壁に関する話題が出ましたが，看護補助者からキャリアアップを果たすことで，患者さんをケアする技術や視点・観察・アセスメント能力を得て，自分たちが自信をつけていくことで，「看護師と一緒に勉強することに戸惑う」という意識が変化していくのではないかと考えています。理想としては，そうした形をめざしていきたいと思います。

柴田　看護補助者から介護福祉士などにステップアップする（あるいはそうした意識をもつ）ためには，やはり動機づけが必要です。ただ動機づけは言葉でいうよりも難しいもの。そのためには，組織的に「あなたが役割をもつことによって患者さんの利益につながる」というメッセージをトップダウンで降ろしていく必要があると思います。

看護補助者のメンタルヘルスに関して

編集部　それではテーマの角度を変えて，看護補助者が業務を遂行するなかで直面するメンタルヘルスの問題に関してお話しいただけますか。

柴田　私は精神看護専門看護師として，たびたび看護補助者との面接に参加させていただくことがあります。これは1つの例ですが，「妄想をもつ患者さんに暴言を言われて傷ついた」という方には，「その発言は妄想に影響されたもので，あなたに対して言ったものではなくて，あなたはたまたまその場にいたために暴言を言われてしまったのですよ」と伝えています。

編集部　患者さんの自殺や，自殺企図に遭遇してしまった看護補助者に対するケアに関してはいかがでしょうか。

柴田　知識や経験の少なさからくる傷は深いと思います。ある程度の経験のある看護師であれば，表現には気をつけないといけないのですが，「防ぎようがなかった」出来事に対する向き合い方を理解しているように思います（もちろんその事象への反応は人それぞれということなりますが）。看護補助者の場合は，その出来事が「防ぎようがなかった」か否かを判断する材料（知識・経験）がないため，深く思い悩み，自分を責める。そうした出来事が起これば，臨床現場は騒然としますからね。ですから，そのため誰であれ，その出来事は「防ぎようがなかった」ということを（医療用語はあまり使わずに）事実を並べながら，できるだけ平易な言葉で伝えていっています。

先ほどの暴言に関しても自殺のような出来事への遭遇でも，精神疾患そのものであったり，その対応方法についての知識が十分でないために「わからない」。「わからない」ゆえに，不安になったり「適切に対応できなかった」と自分を責めてしまう，というケースは多いと感じています。これも看護補助者が学びを深めていく重要性・必要性の1つにも連なっていく課題だと思います。

おわりに

柴田　精神科看護あるいは私たちが提供するものが期待されるアウトカムは，つまるところ「患者さんが安心して生活できること」です。それを達成できるのは資格者だけである，ということは決してありません。そこには看護補助者が寄与する部分が多分にあることは，先ほど話した通りです。このことは資格者である私たち看護師にも返ってきます。たとえば，夜勤などで患者さんが使うゴミ箱がいっぱいになっているのを「補助者さんの仕事だから」とそのままにしておくのは，「患者さんが安心して生活できること」につながるでしょうか。そうではないですよね。患者さんが安心して生活するため，と考えれば，看護師・看護補助者の隔てなく，私たちができることであればやる。そうした基本的な意識をもつことで，看護補助者との協働も進むでしょうし，看護補助者からの看護師への歩み寄りにもつながると考えます。

藤田　極端かもしれませんが，患者さんの病気をなにがなんでも「よくしなければならない」なんて思わなくてもよいのです。患者さんのそばで時間をかけて話をゆっくりと聞く。このことだって，患者さんにとっては安心感につながる援助です。ただ現状では，看護師が「患者さんのそばで時間をかけて話をゆっくりと聞く」のが業務的に難しい状況であり，その部分――精神科看護の基本の部分――を看護補助者に担っていただくことができれば，病棟のなかで提供される看護のレベルはぐっと上がってくるだろうと考えています。

編集部　本日はありがとうございました。

（終）

他科に誇れる
精神科の専門技術

メンタル・ステータス・イグザミネーション

患者の症候をとらえる視点

052 フレームワーク思考をすでにやっている①

武藤教志 むとう たかし
宝塚市立病院（兵庫県宝塚市）精神看護専門看護師

実は毎日やっている「概念化」

簡単な症状アセスメントです。

第1問：ある統合失調症患者さんが，Ⓢ「このスープには毒が入っているから飲みたくない」と言っている，というのはなんという症状でしょうか？　答えは，おおまかにいうと「思考内容の障害」で，より詳細・より具体的にいうと「被毒妄想」です。

第2問：あるうつ病患者さんがⓈ「私には生きている価値がない」と言っている，というのはなんという症状でしょうか？　答えは，おおまかに言うと「感情の症状」で，より詳細・より具体的にいうと「抑うつ気分」で，さらに詳細・さらに具体的にいうと「無価値観」です。

第3問：ある入院中の高齢者がⓈ「ここは阪急デパートやろな」と言った，というのはなんという症状でしょうか？　答えは，おおまかにいうと「記憶障害」で，より詳細・より具体的にいうと「場所見当識障害」です。

みなさんは3つともアセスメントできましたか？　アセスメントできた・できないは別にして，みなさんが頭の中でやったことを「概念化」といいます。つまり，「ある場面について，その本質を言い表す専門用語をあてる」ということが，「概念化」というわけです。「概念化」というととても難しく聞こえますが，みなさんも毎日の仕事で「概念化」しているんですよね。そして，ある認知症の患者さんが白衣を着た看護師を見て，Ⓢ「あんた，巫女さんやろ」と言った，というのを「時間見当識障害」とすれば，それは間違ったアセスメントだ，間違った「概念化」をしているということになります。また，ある統合失調症患者さんが，Ⓢ「俺はハリウッドスター。『007』の映画に出たよ」と言った，というのを「被害関係妄想」とすれば，それも誤った「概念化」ということになります。ある場面，つまりある場面のS・Oデータに適切な専門用語をあて，何が起きているのかを専門職として表現すること，これが「概念化」だということです（図1）。ちなみに，専門用語1つ1つを「概念」といいます。

ここまでは，すべて《精神症状》のアセスメントを例にしましたが，《心理的反応》のアセスメントもまったく同じことを行います。たとえば，ある高齢男性がⓄ「妻に逝かれ泣いている」のは「悲しみの感情を抱いている」，または「悲嘆」とアセスメントできます。また，ある患者さんがⓄ「面倒くさいからという理由で内服をやめてしまった」というのは「ノンコンプライ

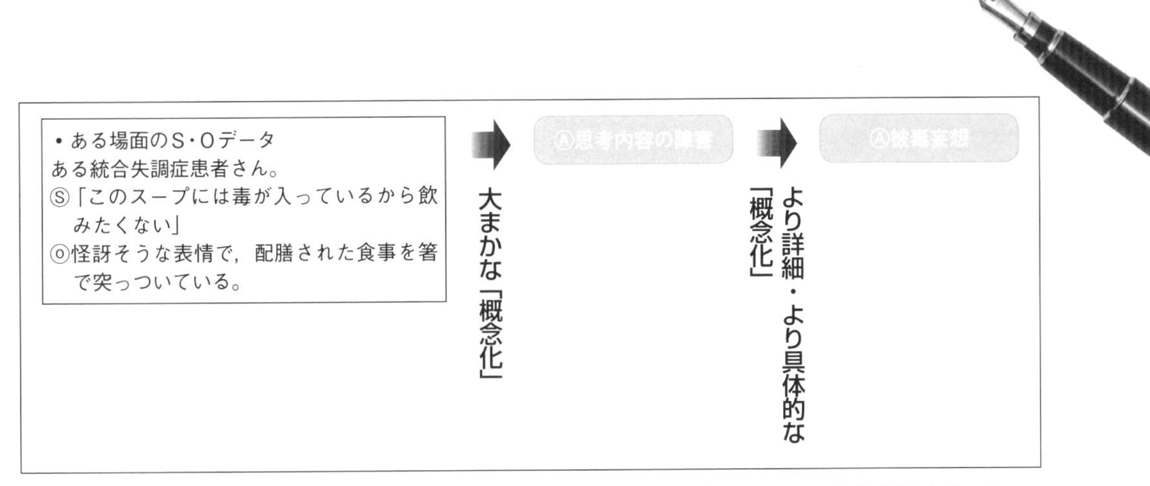

図１　「概念化」とは，S・Oデータに適切な専門用語をあて，何が起きているのかを表現すること

アンス」というふうにアセスメントできます。ここでの「悲しみ（の感情）」も「悲嘆」も「ノンコンプライアンス」もこうした場面を適切に表現する「概念」です。いかがでしょうか。私も，あなたも普段の仕事のなかで，さまざまな概念を使って概念化をしているんですね。

奥が深い概念化

「概念化」が“適切な専門用語をあてる”ということだと理解できました。ここで，それぞれの看護師の概念化で違いが出てくるのは，その看護師が「どれくらい概念を知っているか」によってです。言わずもがなですが，専門用語を知らないと概念化はできません。ここから先へ読み進むためには，あなたの頭の中にさまざまな理論の詳細が入っている必要があります。私自身もそうなんですが，さまざまな理論の詳細が頭の中に入っていないので，看護に活かせる中範囲理論が解説されている書籍か，『他科に誇れる精神科看護の専門技術　メンタルステータスイグザミネーションVol.1』（精神看護出版）と『改訂　専門的な思考を鍛える　看護のためのフレームワーク』（精神看護出版）を手元に置いて読み進めます。

では，以下の高齢男性についてアセスメントしてみましょう。2か月前に妻に先立たれた高齢男性が先日のスーパーでの出来事を振り返っています（図2）。S・Oデータから，この高齢男性は心理的反応の1つ，「悲嘆」の状態にあることがわかります。このS・Oデータから「悲嘆」と概念化できる，それが重要です。もちろん，精神機能面から大まかに「知覚の症状」，より詳細・より具体的に「妻の声の錯覚（錯聴）あり」としても決して間違いではありませんが，「悲嘆」の概念を知っているかどうか，浮かぶかどうか，これがアセスメントの品質を大きく左右します。「悲嘆」の概念が浮かべば，あとは悲嘆理論を使ってより詳細・より具体的な概念化（アセスメント）ができます。

「悲嘆理論って何があるの？」と思った人，ぜひ，『他科に誇れる精神科看護の専門技術　メンタルステータスイグザミネーションVol.1』p.362－365を見てください。そこには6つの悲嘆理論の要点が解説されていますので，その要点を読んで，「この高齢男性をアセスメントす

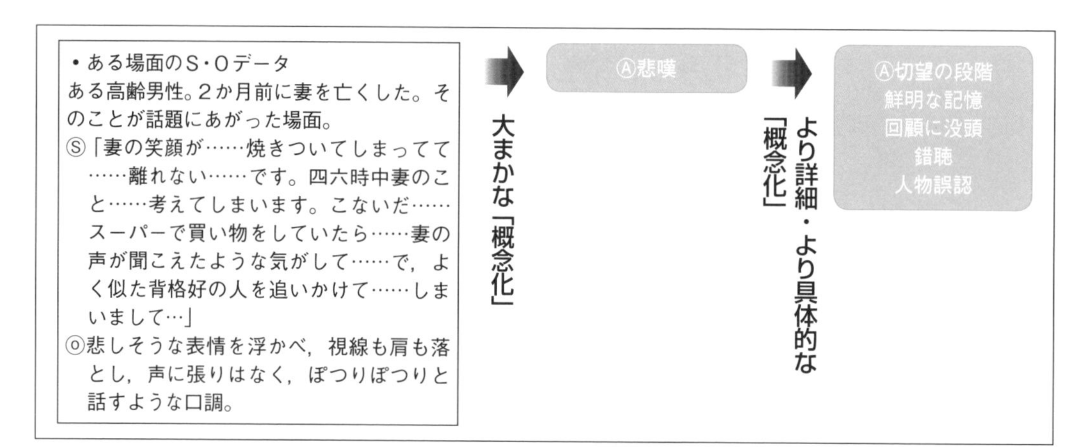

図2 「悲嘆」の概念化のプロセス

るなら，これかなぁ」と思いついたものを選び，その理論を『改訂 専門的な思考を鍛える 看護のためのフレームワーク』から探してください。

悲嘆理論には，エリック・リンデマンの「急性悲嘆反応」という理論（FW p.046－047），コリン・M・パークスの「悲嘆の4段階」という理論（FW p.050－051）などがあります。妻に先立たれて2か月が経過していますので，「急性悲嘆反応」は適しません。なぜなら，この「急性悲嘆反応」という概念は“対象喪失直後”を言い表すものだからです（“適用できる場面”と“紹介”に記載してあります）。とすれば「悲嘆の4段階」でアセスメントしたほうがよさそうだということになります。

この理論の“適用できる場面”と“紹介”を読んでみると，この高齢男性のアセスメントに使えそうです。もちろん，“適用できる場面”と“紹介”に書いてあることと，観察された事柄（S・Oデータ）が同様であれば，ほかの理論を選んでもかまいません。大事なのは「絶対にこれだ！」とせずに，柔軟な思考で「このフレームワーク（理論）を使ってみるといいんじゃないか」と選びとることです。

次号予告

次号では，理論の具体的な使い方について「悲嘆の4段階」をもとに解説します。

トピックス

今回のトピックスは2020（令和2）年度診療報酬改定であらためて脚光を浴びているクロザピンです。

〈トピックス引用・参考文献〉

1）武藤教志編著：メンタルステータスイグザミネーションVol.1．精神看護出版，2018.
2）武藤教志編著：メンタルステータスイグザミネーションvol.2．精神看護出版，2018.
3）木田直哉，大鶴卓，高江洲慶，福治康秀，村上優：Clozapine治療の現在と未来－Clozapine地域連携「沖縄モデル」の発展モデルを目指して－．精神科治療学第，30（1），p.51-56．2015.
4）ノバルティスファーマ株式会社ホームページ：https://www.novartis.co.jp/（2020年3月1日最終閲覧）

MSEを実践するためのトピックス No.4
クロザピン（クロザリル）

深田徳之 ふかだ のりゆき
医療法人誠心会あさひの丘病院（神奈川県横浜市）精神科認定看護師

「クロザピンがくる！」某大河ドラマのタイトルのようですが，2020年度診療報酬改定であらためて脚光を浴びているクロザピン！　だから来年度からは積極的に治療に用いられることが増えると思われます。その前にクロザピンについて復習しておきましょう！

気になる薬剤があるときは，まず『メンタルステータスイグザミネーションvol.2』を見てみましょう。クロザピン（p.264～266）のページを見ると，過去にあった事例から怖い副作用があることがわかると思います。現在，我が国ではクロザリル®患者モニタリングサービス（CPMS）が整備され，患者さんが安全に使用できる仕組みがつくられています。このCPMSには現在7000人以上の患者さんが登録され，日本の507か所の医療機関（2020.1.30時点）が登録されています。なかでも国立病院機構琉球病院はクロザピン専門病棟を設立し，クロザピン治療の基幹病院としてほかの医療機関との地域連携「沖縄モデル」を展開し，注目を集めています。

対象となる患者さんですが，前回のドパミン過感受性精神病でも触れました『治療抵抗性統合失調症（Treatment-Resistant Schizophrenia：以下，TRS）』の患者さんが対象となります。日本には少なくとも20万人以上のTRS患者がいると推定され，クロザピンはこのTRSの57～67%に精神症状の改善が見られています。しかし，実際にクロザピンの治療を受けることができた患者さんはわずか2%程度にとどまっています。

次に薬理です。薬力は特徴的でki値（Vol.2 p.228）で見ていくと，$5HT_{2A}$，M_1，α_1，H_1，D_4受容体の親和性が高いんですが，D_2受容体への親和性は低いんですね。ん？　あれ？　ちょっと待ってくださいね。抗精神病薬はD_2受容体を遮断するように設計されているのにD_4受容体？　聞きなれない受容体ですね。

D_4受容体は統合失調症で増加していることがわかっていて，認知機能障害や情動に関連していると考えられていますが，まだ未解明なことが多い受容体なんです。クロザピンも複雑な薬理特性をもっているため，どうして効果があるのか，こちらも不明な部分が多いんです。でもD_2受容体への親和性が低いということは，錐体外路症状や高プロラクチン血症が出現しにくいのがメリットですし，多飲水や水中毒も出現しにくいといわれています。そして気になる重篤な副作用の無顆粒球症ですが，最近のデータでは出現率は1.02%と報告されています。

当院でもクロザピン治療を行っていますが，開始からしばらくは流涎が酷い場合と，体の重さを訴える患者さんが多い印象があります。また，他の抗精神病薬が中止となるので，クロザピンの血中濃度が十分に上がるまでに精神病症状が再発・増悪し，隔離が必要となる場合があります。しかし，徐々に増量され血中濃度が上がっていくと思考障害，感情，認知機能，意欲障害などの改善がみられ，遅くとも数か月のうちに隔離は必要なくなります。

クロザピンはTRSに唯一有効な抗精神病薬です。怖い副作用もありますが，正しく理解して効果を最大に，不利益を最小にできるようにMSEの知識を総動員して観察・与薬をしましょう！

（監修：武藤教志）

特別記事

トラウマ・インフォームドケア⑦
精神科看護師が被るトラウマ（後半）

川野雅資
かわの まさし
奈良学園大学大学院看護学研究科（奈良県奈良市）
教授

今回は前回に引き続き，ケアを提供する精神科看護師にとってのトラウマに関し「組織トラウマ」「職場暴力」について解説します。

組織トラウマ

組織のなかで生じる組織トラウマには，看護師またはほかの医療者が患者や家族に危害を及ぼす二次被害者トラウマと，看護師またはほかの医療者が被害を受ける職場暴力がある。

二次被害者トラウマには，自分自身またはほかの医療者が，予期せぬ患者への有害事象，医療過誤または患者や家族に関連する危害および傷害にかかわったことで，その出来事によってトラウマになるという意味での犠牲者になることである。

二次被害者は，出来事の責任を感じる。そして二次被害者のトラウマは現実のものであり，誤りを犯した看護師に深刻な影響を与える。罪悪感，恥，不安，心配，自信がなくなる，個人的責任を負うなど，医療過誤のために患者に危害を加えたということは，看護師にとって対処が難しい出来事である。たとえば，身体拘束の指示があり，数日間身体拘束を実施した患者が深部静脈血栓症で死亡する，あるいは隔離室で患者が自殺する，転倒のリスクがある患者がトイレに行こうとして転倒する，拘束中の患者に褥瘡が生じる，院内感染が発生する，食事中にほかの患者のケアをしていたときに患者が誤嚥する，身体的に急変が生じたので救急蘇生を行おうとするが，手順に時間がかかり患者が重篤な状態になる，などの事象が生じたとき，多くの医療従事者が二次被害者になる。

時には，その病棟，その病院という組織そのものが被害者になり得る。精神医療での医療事故は自殺（未遂・自傷行為を含む）がもっとも多く，全体の30.3%，不慮の事故（転倒，転落，誤嚥・窒息）が20.8%，そして患者間傷害・致死が16.1%で，この3類型で全体の67.2%である。さらに，自殺・自傷行為について見てみると，もっとも多いのは自殺（未遂・自傷行為を含む）である。自殺の手段は，飛び降り（37.5%），縊死（31.3%），飛び込み（13.3%）の順で多い[1)]。看護師が，患者の自殺・自殺企図に直面した経験は65.3%という報告[2)]があるように，精神科の看護師の多くが出会うことである。そして，そのうちの9.4%がハイリスク状態にある[2)]。二次被害者となった看護師は，個室で患者が縊首したところを発見してからその部屋に行けなくなる，夢でうなされる，あるいはそのときは必死で特別な影響はなかったのだが，二度目に同様のことがあってから仕事に行けなくなる，などという影響が生じる。

また，二次被害者トラウマの潜在性に苦しむことがある。それは，いまは有害事象が生じていないのだが，自分の行った看護で有害事象が今後生じないか，を心配するものである。たとえば，「私のあの言い方で患者は不快に思わなかったか」「自分の言葉で患者が自殺したりしないか」「あの説明の仕方で家族は混乱しなかったか」など，実施した看護が有害事象を引き起こすことにつながらないか，を心配するという二次被害者トラウマの潜在性がある。

職場暴力

職場暴力は，看護師または医療従事者が暴力の被害者になることで生じるトラウマ体験である。わが国の調査をみると，精神科看護師の62.6%[3]と50.1%[4]が暴力の被害者になるという報告があり，米国精神科看護師協会の調査では63%[7]という報告がある[5]。全米看護師協会の報告では4人に1人が暴力の被害者になっている[6]。

たとえば，訴えの多い患者のセルフケアの援助をするが患者が協力的でなく，かえって罵声を浴びせる，患者が看護師の名前を呼び捨てにして，「覚えてろよ，俺は精神障がい者だから事件を起こしても罪にならないんだ」と脅迫する，何も出来事がなく，ただ廊下ですれ違ったときに突然殴る，不当な言葉を紙に書いて管理者に渡す，など看護師が言葉による攻撃，書面による攻撃，または身体的な攻撃を受け得る。看護師は，このような危害を受けたときに，訴えるよりも我慢して合理化しようとする傾向が強い。その合理化について，Karenらは，以下のように整理している[7]。

- 患者は病気から自分がどのような状態なのか知らなかったのだ（例として，認知症，統合失調症，極度の気分障害，など）。
- 大したケガではなかった。
- 皆ひどい目に遭っている。名前を呼び捨てられるくらい看護師は仕方ない。
- ほかの看護師もこの程度の被害には耐えてきた。
- 気をつけているが，これはおそらく私のせいだった。私は急いでいて状況を十分に判断しなかった。私がまいた種だ。
- 管理者に相談しても取り合ってもらえない。あの人たちは頼りにならない。
- これは例外的なことだった。だから，大騒ぎをする必要はない。
- 加害者が罰せられたり，このことを詳しく調査されたくない。
- 忙しくて調査に協力する時間がない。
- 非難されたり，私の個人情報に残されたりしたくない。トラブルメーカーや弱者にされたくない。
- もうそのことは忘れてしまった。
- この職場は辞めるつもりなので，報告してもなんの意味もない。

このように考える看護師の気持ちは理解できるが，看護師が声をあげない限り，職場暴力はなくならないし，被害者は心の傷が癒えない。仕事への意欲が低下し，離職につながりかねない出来事なので，組織的に取り組む必要がある。米国では，#EndNurseAbuse（看護師への虐待の終焉）[6]という活動が活発に行われている。

おわりに

2回にわたって看護師が被るトラウマ的出来事の内の二次的トラウマと組織トラウマについて概観した。二次的トラウマについては，思いやり疲労についても検討し，組織トラウマについては職場暴力についても検討した。これらのトラウマ的な体験は，どのように看護師に影響しているのか，客観的に判断するのが難しい。そこで，二次的トラウマを客観的に測定するThe Secondary Traumatic Stress Scale:STSS[8]や，思いやり疲労を客観的に測定するThe Compassion Fatigue Self Test for Helper[9]とThe compassion Fatigue Scale-Revised[10]があるので，活用し研究的に取り組む価値がある。

そして，組織は，リスクマネジメントから安全管理に，さらに，患者や当事者とともに安全計画を一緒に立案することがトラウマ・インフォームドケアになる。

〈引用・参考文献〉

1）伊藤弘人：精神科医療における安全管理．保健医療科学，51（4），p.222，2002.
2）寺岡征太郎，柴田真紀：患者の自殺に直面した看護者の対処行動の分析．日本精神保健看護学会誌，13（1），p.53-62，2004.
3）Inoue M,Tsukano K, Muraoka M,et al：Psychological impact of verbal abuse and violence by patients on nurses working in psychiatric departments. Psychiatry and Clinical Neurosciences. 60（1），p.29-36，2006.
4）木村幸生，井上誠：精神科看護師の患者から受けた経験年数による暴言・暴力に対する心理的衝撃の要因．日本職業・災害医学会誌，65（3），p.137-142，2017.
5）Tamara Cafaro,Christina Jolley,Amy LaValla,Rebecca Schroeder：Workplace Violence Workgroup Report. APNA Board of Directors, 2012.
https://www.apna.org/m/pages.cfm?pageID=4912
6）American Nurses Association：#EndNurseAbuse.
https://www.nursingworld.org/practice-policy/work-environment/end-nurse-abuse/（令和2年2月2日最終閲覧）
7）Karen J.Foli, John R.Thompson：The Influence of Psychological Trauma in Nursing. Sigma. p.20, 2019.
8）Bride B.E, Robinson M.M, Yegidis B：Development and validation of the Secondary Traumatic Stress Scale. Research on Social Work Practice, 14（1），p.27-35，2004.
9）B.Hudnall Stamm（Ed.）：Secondary Traumatic Stress：Self-Care Issues for Clinicians, Researchers, and Educators. Sidran Press, p.3-28，1995.
10）Charles R.Figley（Ed.）：Treating Compassion Fatigue（Brunner/Mazel Psychosocial Stress Series）. Routledge, p.123-137，2002.

撮影 大西暢夫

日立梅ヶ丘病院

茨城県日立市

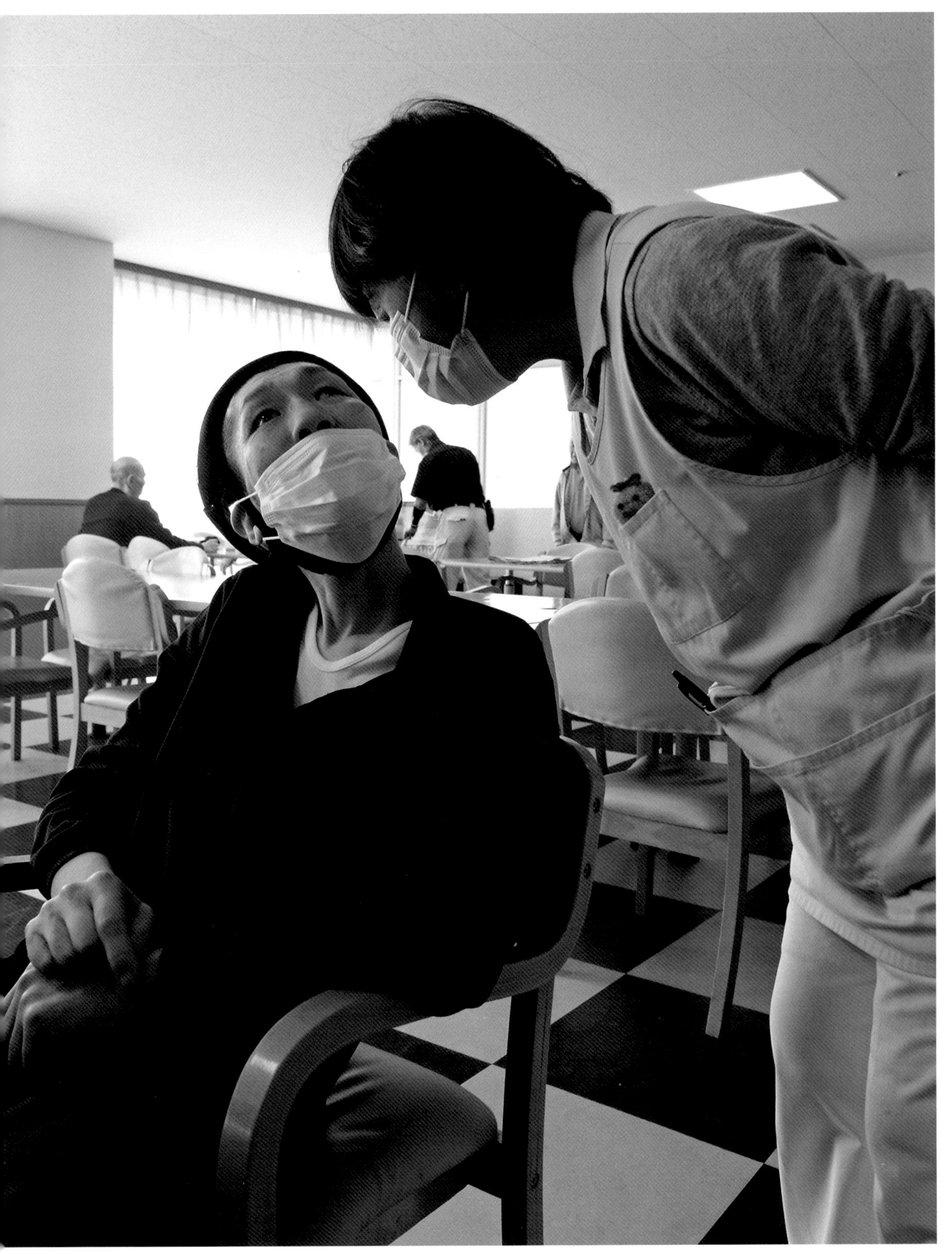

close up
クローズアップ

電車でのアクセスでは，JR常磐線常陸多賀駅から約3km。医療法人圭愛会日立梅ヶ丘病院は茨城県日立市大久保町の閑静な丘陵地にある。1971（昭和46）年4月に，当初126床で創立された。現在は許可病床数313床。病院には精神科デイケア，重度認知症デイケア，認知症疾患医療センター，認知症グループホームことぶき，多機能型事業所まゆみの里が併設されている。

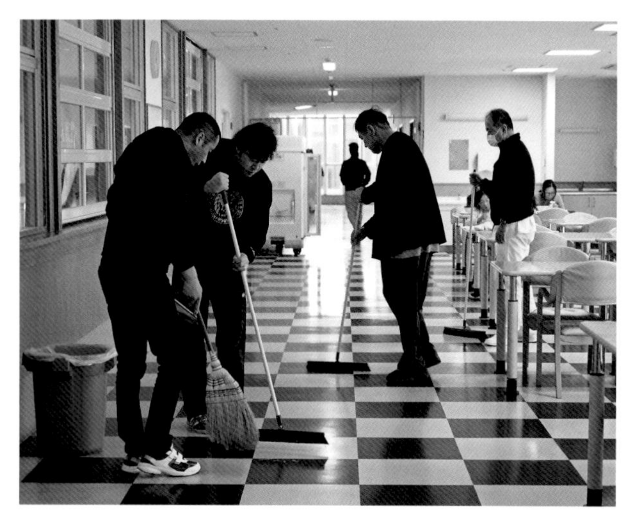

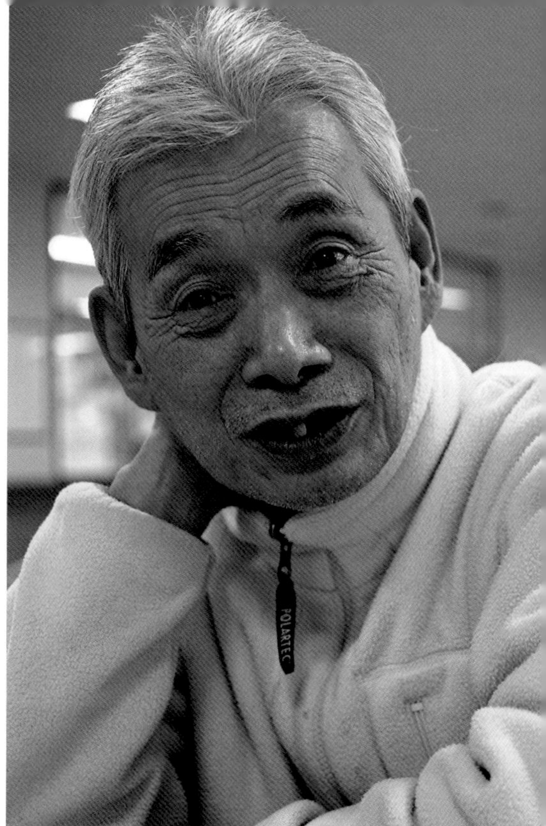

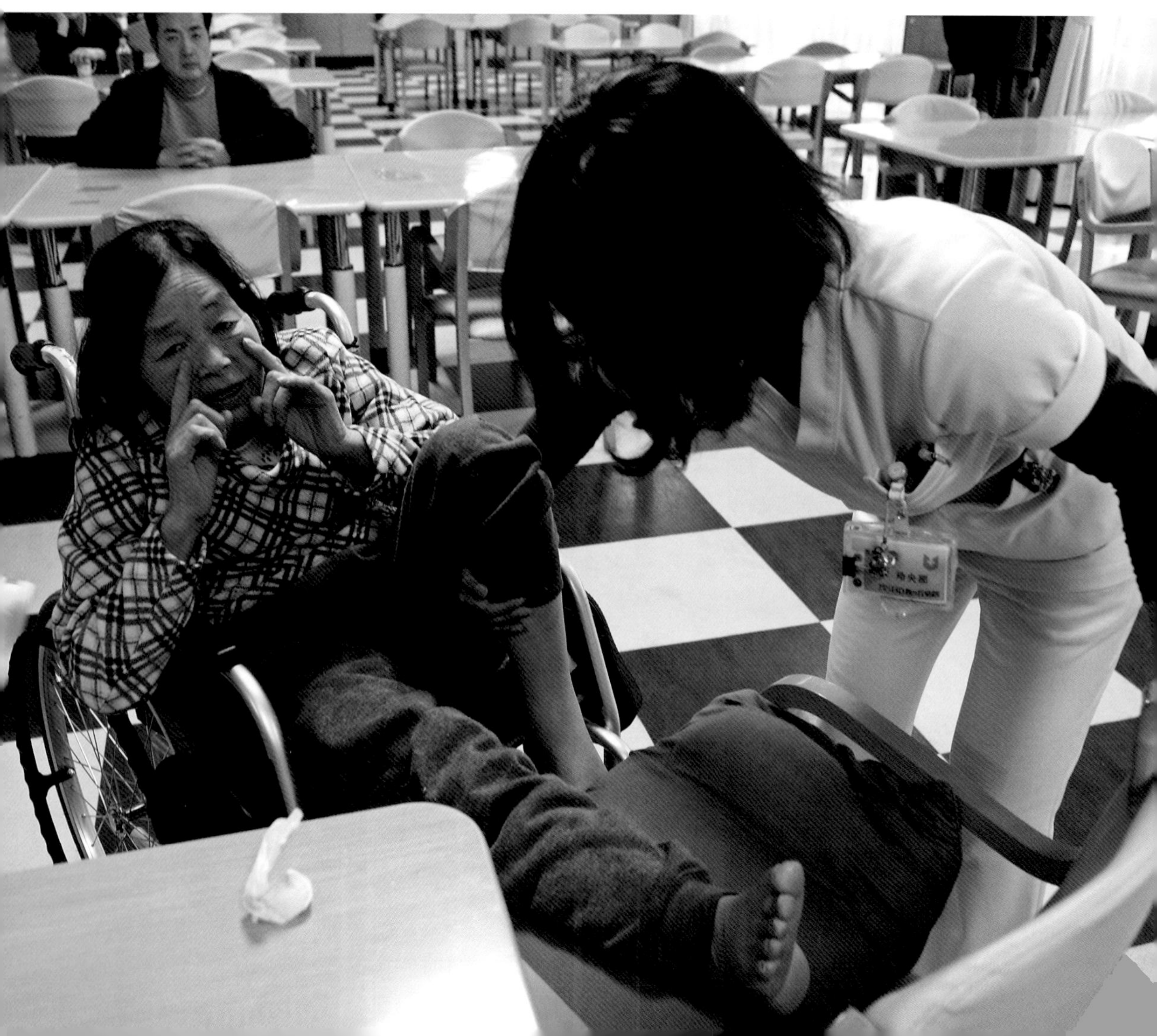

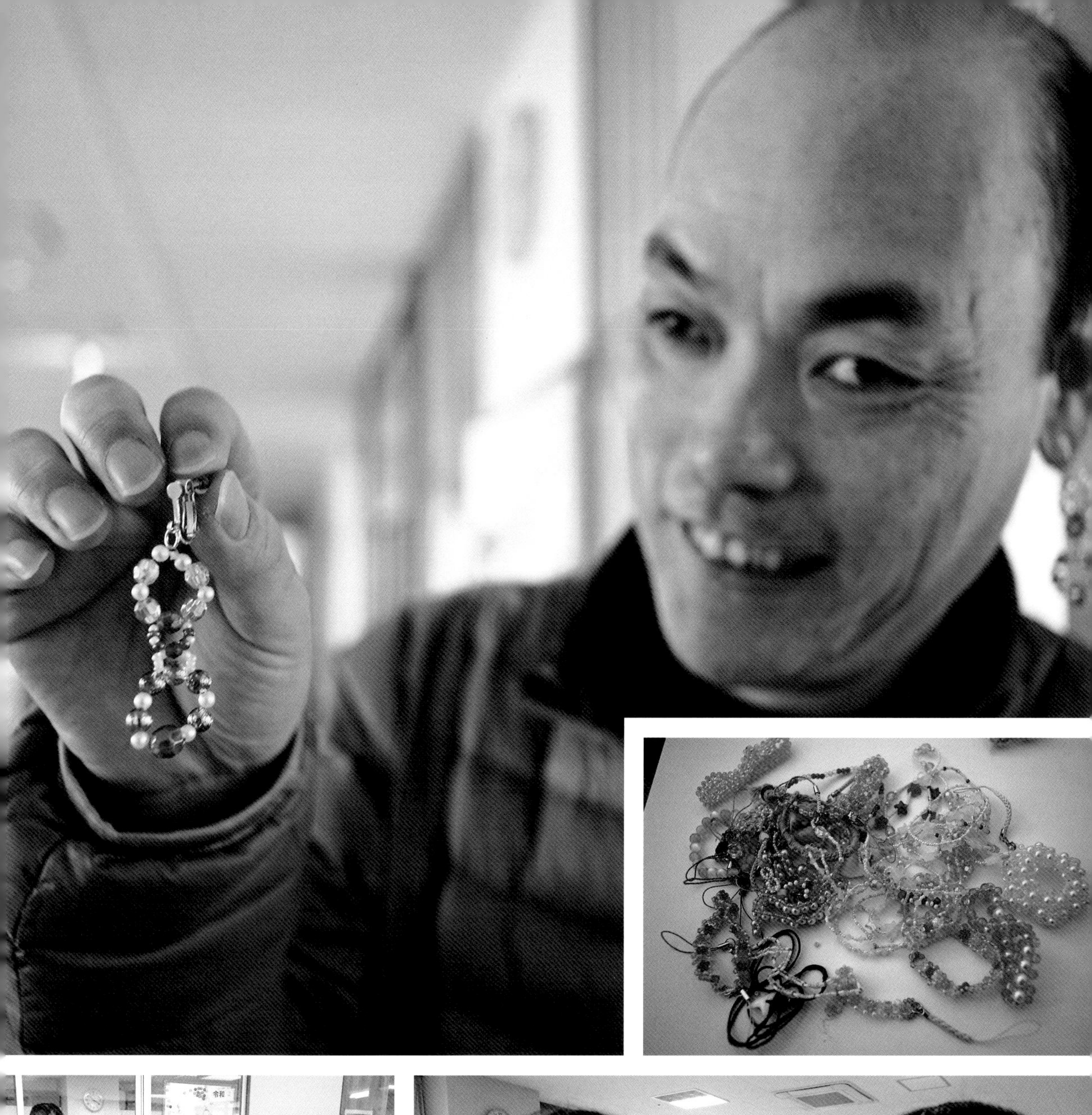

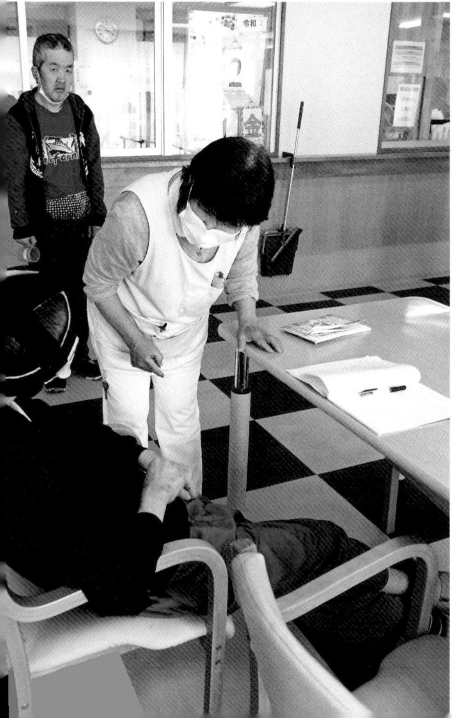

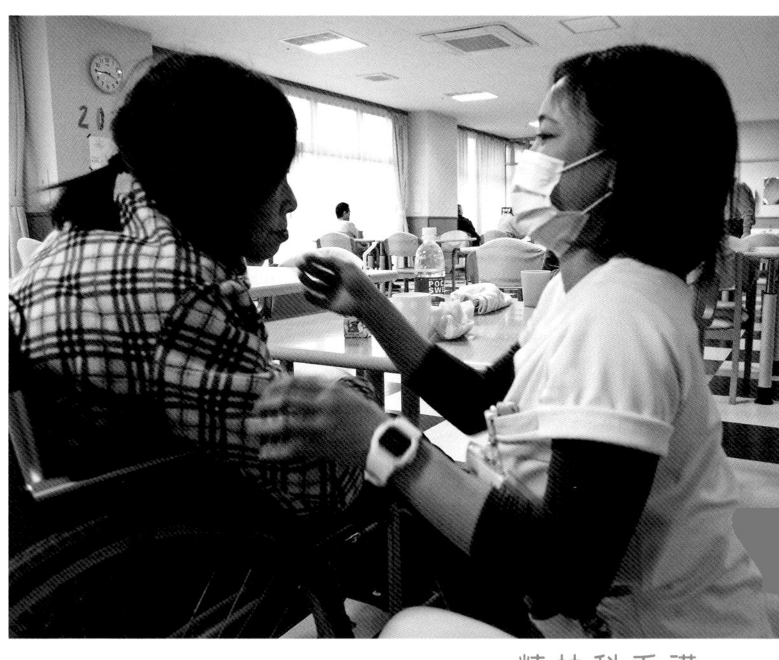

close up
クローズアップ

日立梅ヶ丘病院の治療方針は「地域に親しまれる医療施設を目指し」というもの。その方針にそって，病院では生活療法にも力を注いでいる。季節に応じた活動としての，観梅・花見・流しそうめん・BBQ・盆踊り大会・クリスマス会・初詣などには病院を利用する方やその家族，職員・職員家族，地域住民が参加する。

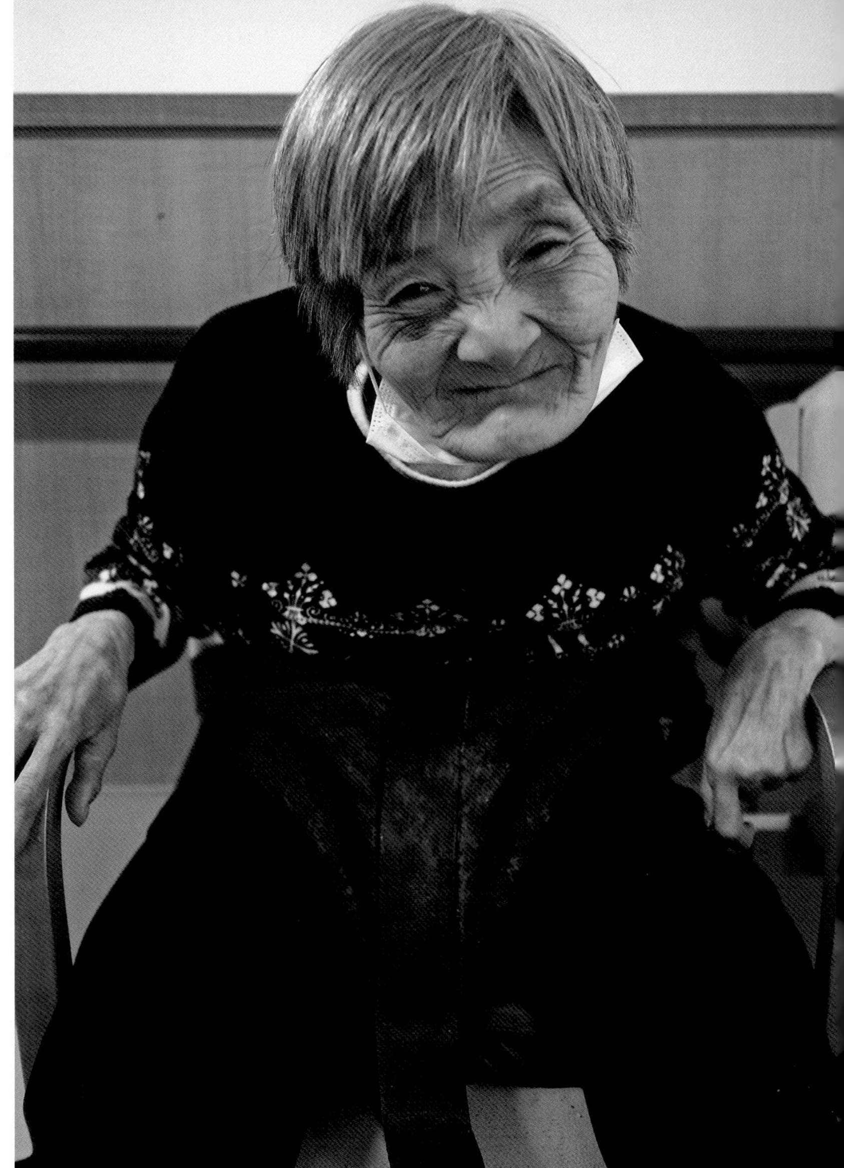

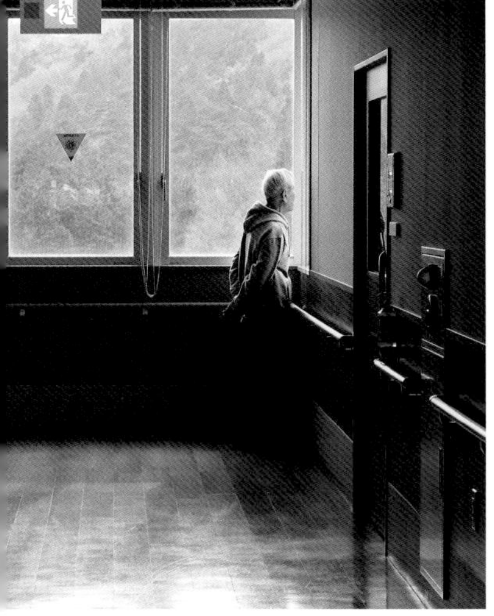

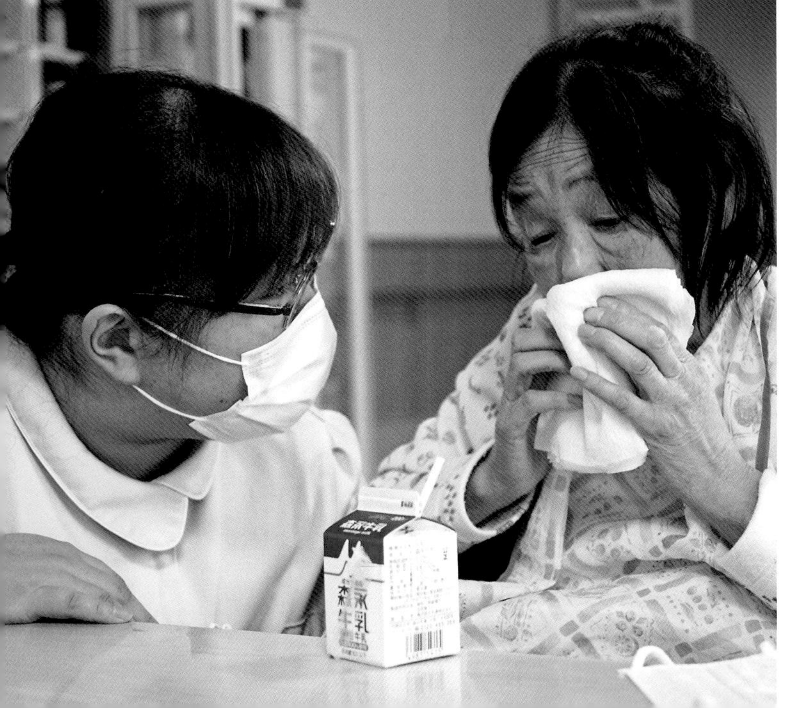

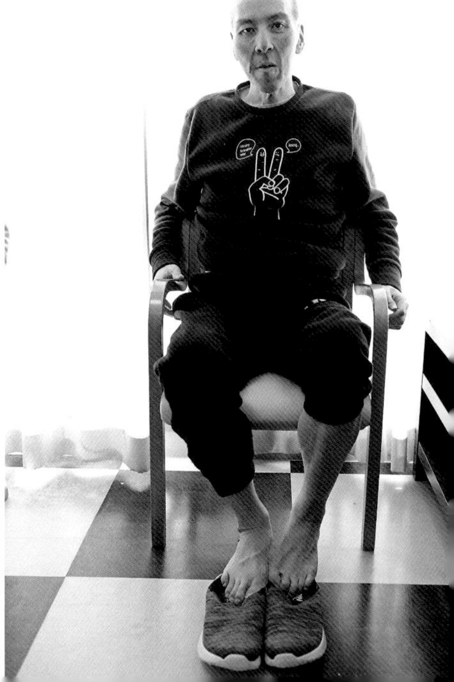

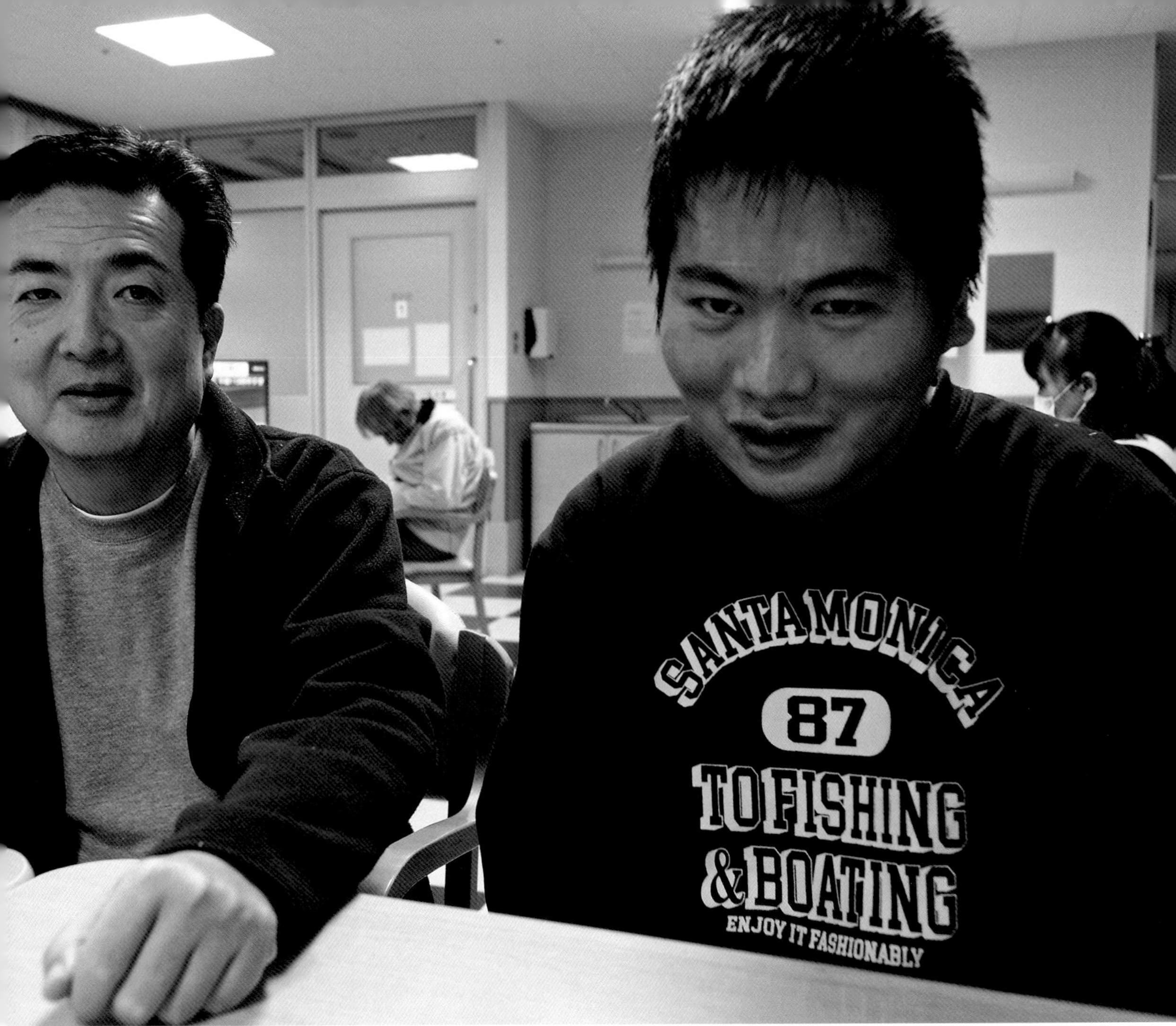
SANTAMONICA
87
TOFISHING
&BOATING
ENJOY IT FASHIONABLY

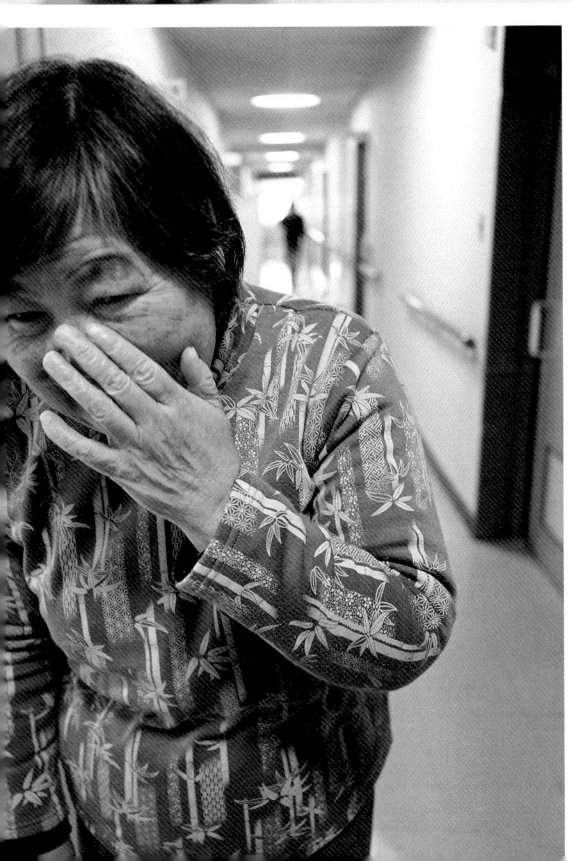

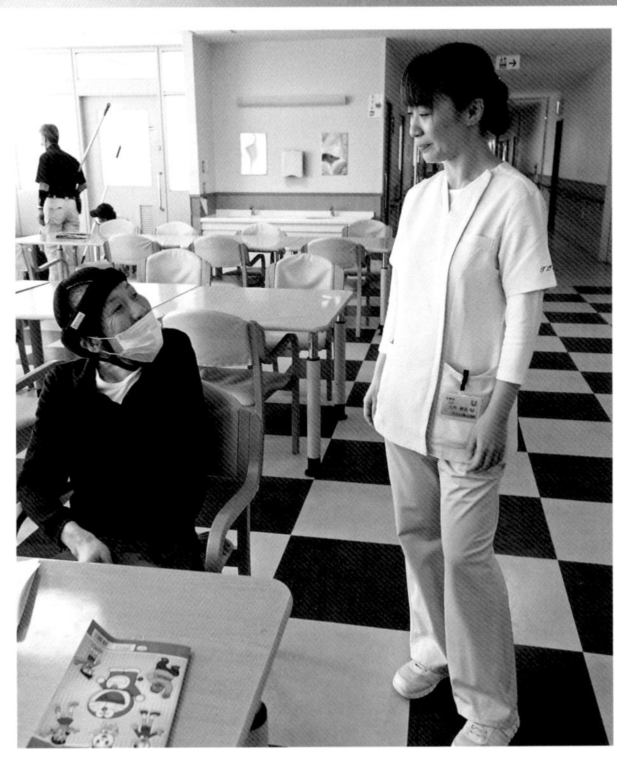

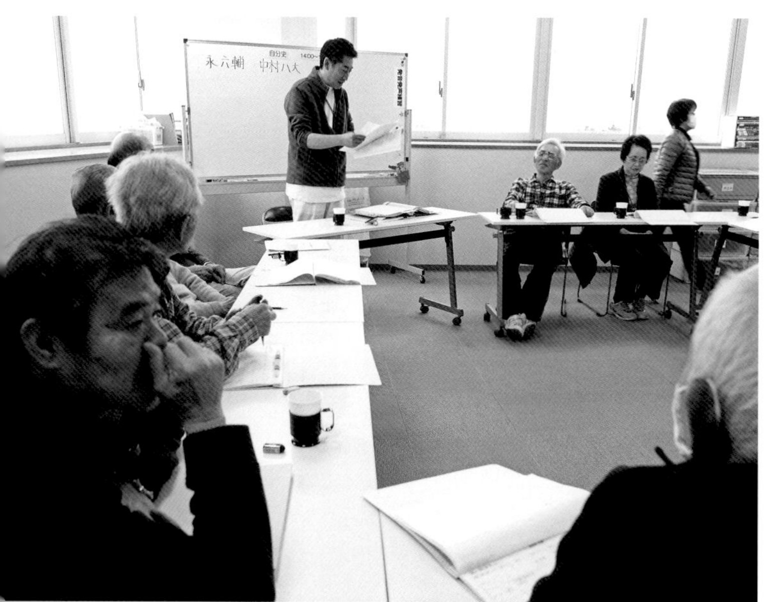

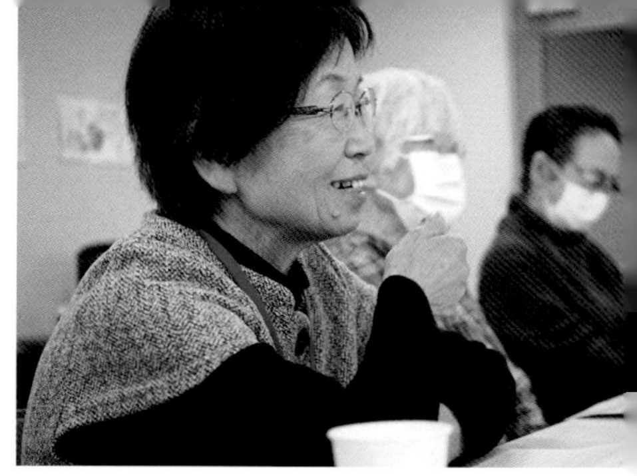

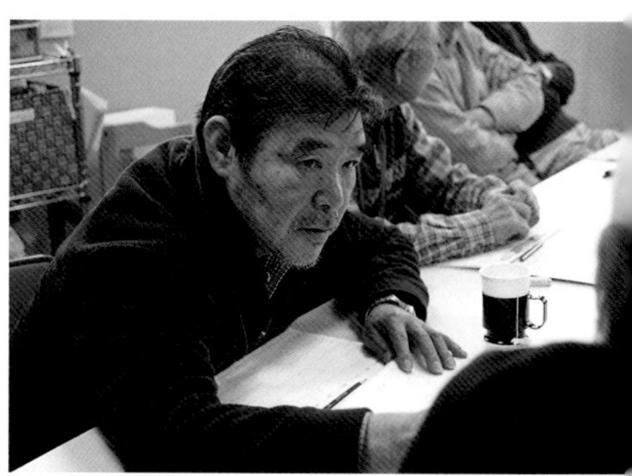

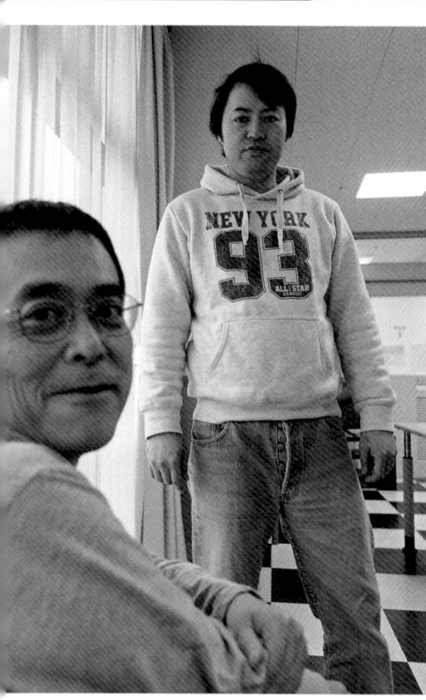

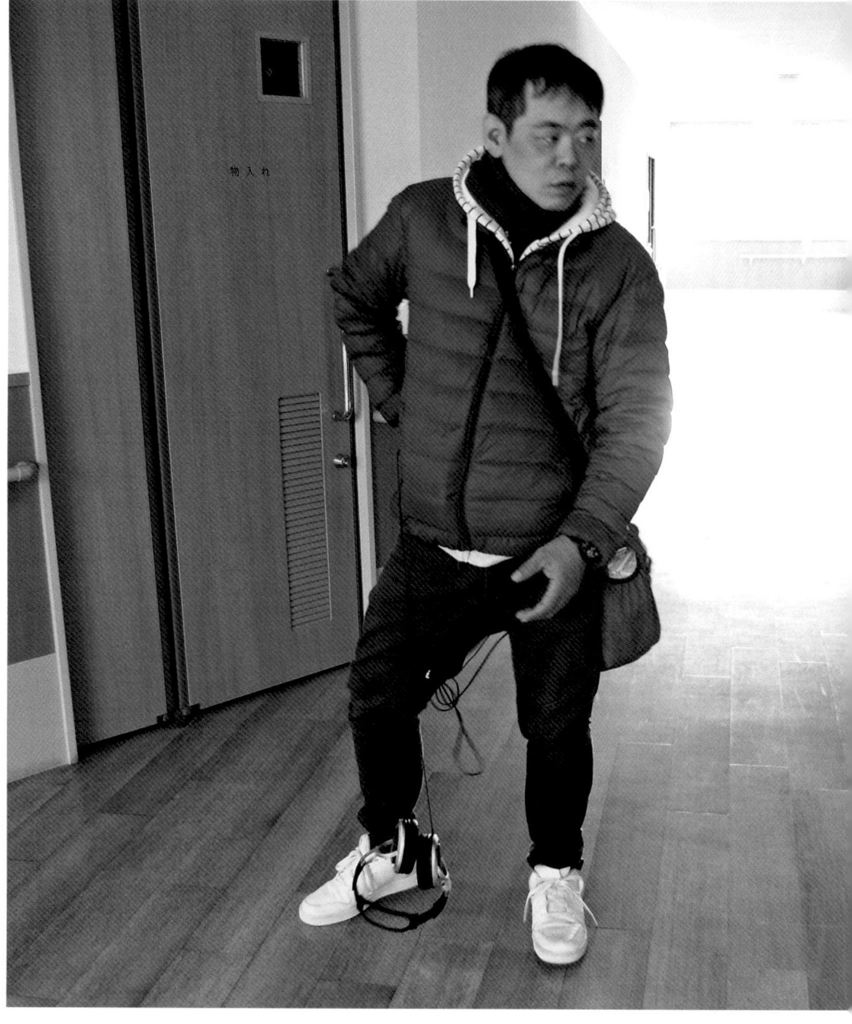

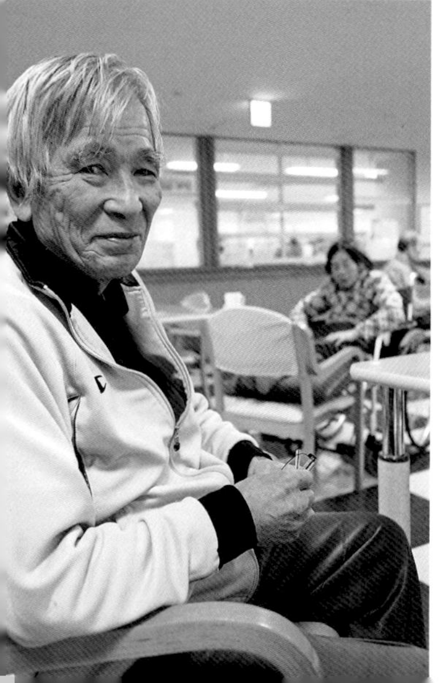

看護部長の川﨑弘道さんは「へこんでいる時に，患者様に力づけてもらったり，いやしていただくこともあります。看護職員と患者という立場もありますが，お互いがお互いを認め合うところから始まる人間関係にはなんの変わりもないと思います」と話す。こうした考え方は，川﨑部長自身の青年海外協力隊など，海外での「文化の異なる他者と助け・助けられる」活動が影響しているかもしれない。

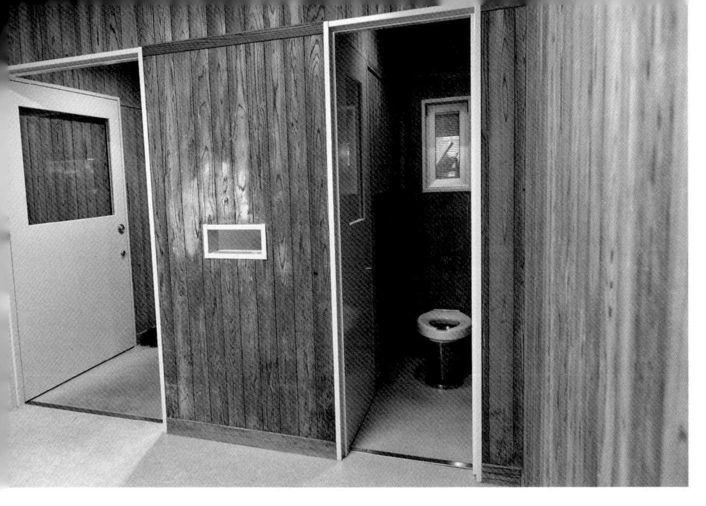
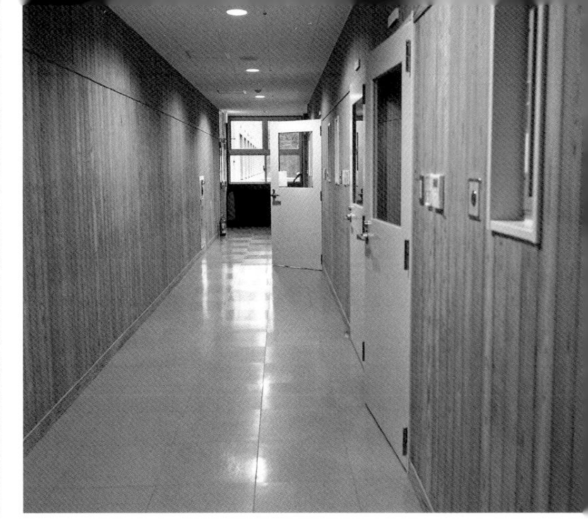
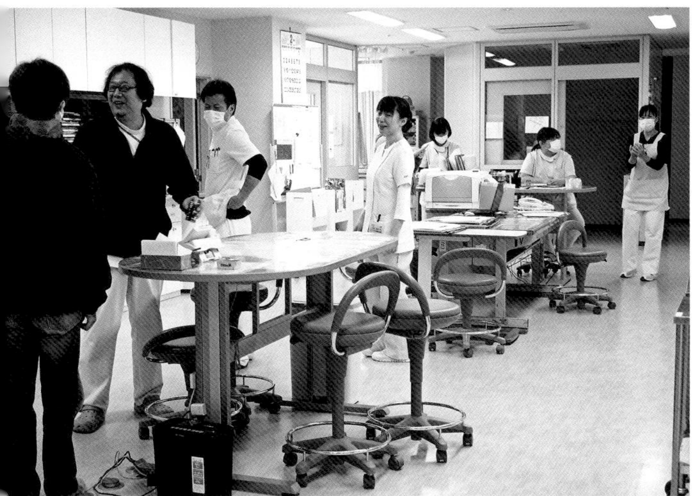
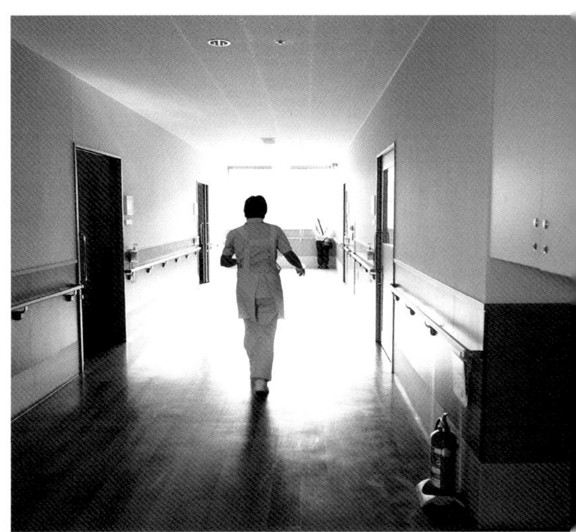
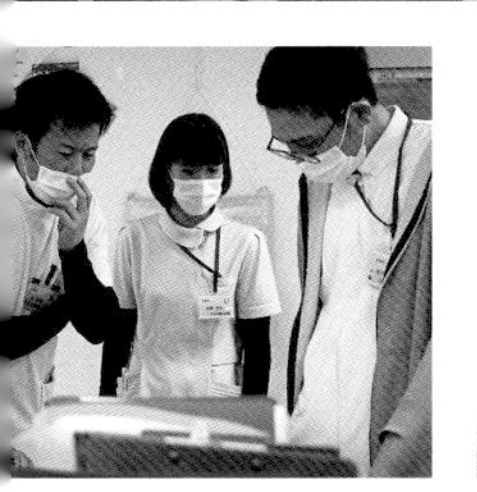
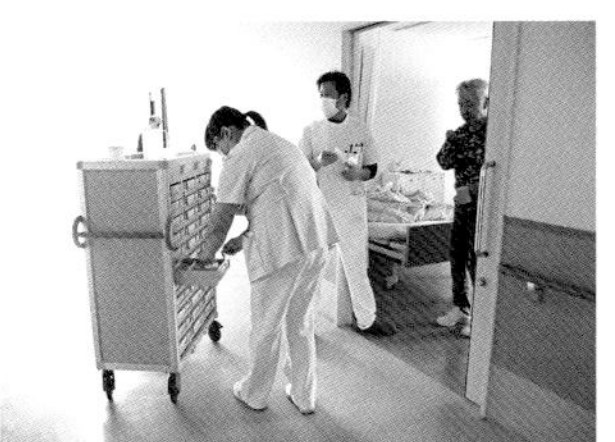
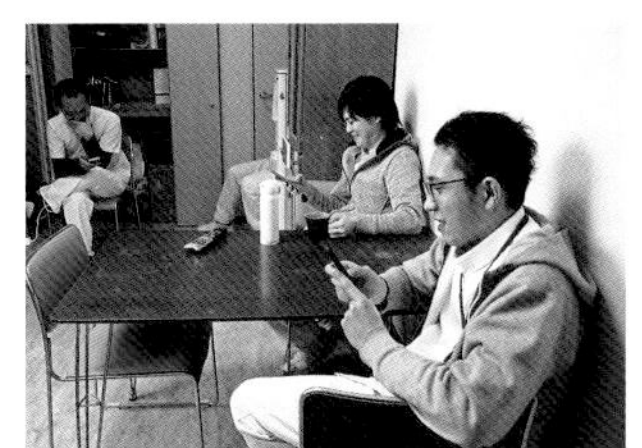
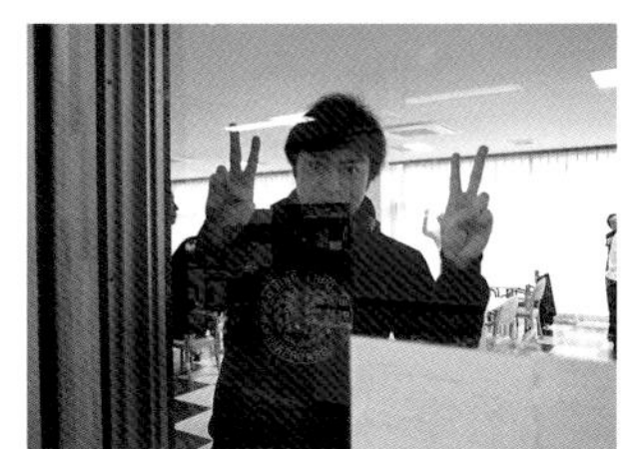
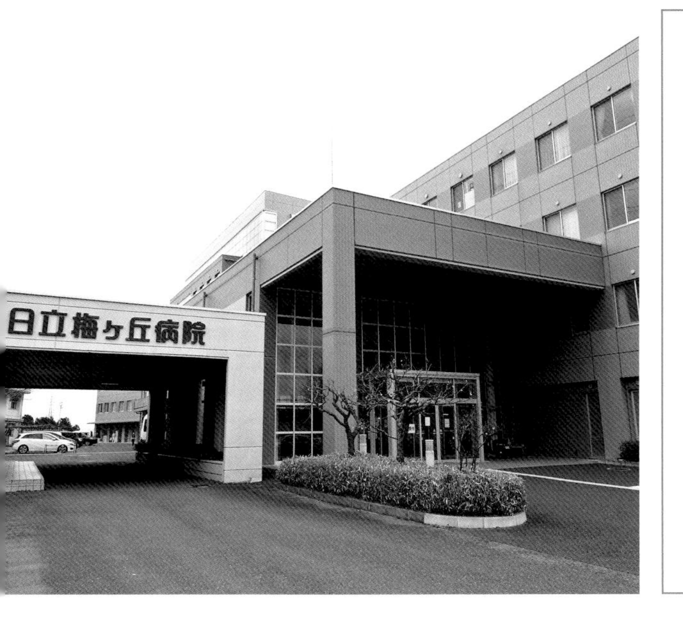

医療法人圭愛会日立梅ヶ丘病院

〒316-0012 茨城県日立市大久保町2409-3
TEL：0294-34-2103　FAX：0294-33-1800
URL：http://www.umegaoka.or.jp/

- 診療科：精神科・心療内科
- 職員数：268名（2020年3月現在）
- 病床数　313床
  - 精神科一般病棟　180床
  - 精神科療養病棟　52床
  - 認知症治療病棟　50床
  - 休床　31床
- 関連施設

認知症グループホームことぶき
多機能型事業所まゆみの里
障害者就業・生活支援センターまゆみ
グループホームまゆみ　ほか

「close up」
クローズアップ

新しい時代の精神科病院の形を模索し続ける

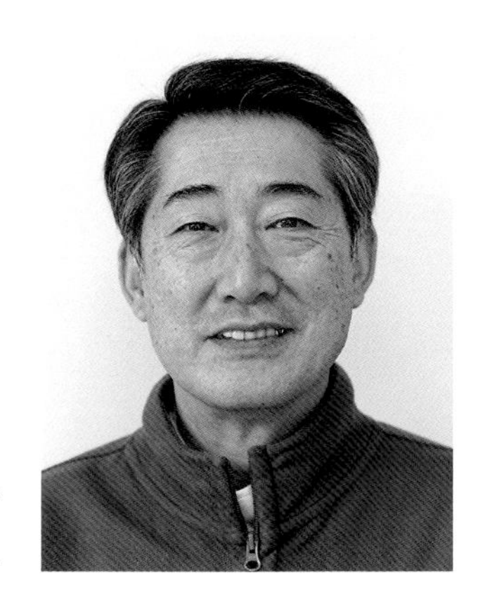

医療法人圭愛会日立梅ヶ丘病院 看護部長
川﨑弘道 さん

JR常磐線の常陸多賀駅を降りて，西を望むと山々があります。その中腹に医療法人圭愛会日立梅ヶ丘病院（以下，当院）の建物が遠くに望めます。当院の最上階からの眺めは日立市を一望でき，夜景もすてきです。

当院は許可病床数313床の単科精神科病院です。単科ではありますが，精神科の病棟（合併症，閉鎖，開放，認知症治療，療養）5単位のほか，外来，作業療法室，訪問看護室，大規模精神科デイケア，重度認知症デイケア，認知症グループホーム，精神科グループホーム（共同生活援助事業所），多機能型事業所，障害者就業・生活支援センター，指定特定・障害児相談支援事業所と，精神科にかかわる施設を取りそろえた精神科の総合病院・施設となっています。こうした体制にある当院の強みは，精神疾患の発病から回復・就労・施設入所まで支援できることです。地域の要請にそって，リワーク（うつ病による休職者の職場復帰プログラム：すでに終了）やMCIデイケアを始めています。いま，力を入れているのは，精神科地域包括ケアの構築です。精神科施設との連携のみならず，身体科との連携もとれてきています。また，麻酔導入医の資格をもった医師が常勤していることから，修正型電気けいれん療法（m-ECT）が可能です。

20年前，私が看護に足を踏み入れたころは，「精神科看護師になるにしても，身体科で看護技術の基礎を身につけてから」と言われた方が多い時代でした。精神科というだけで肩身の狭い思いもしました。現在の当院には身体科を経た看護師も多く在籍し，新卒で入職しても身体科に負けない基礎教育が得られることをめざしています。さらに，精神科ならではの看護を深めていけることが夢です。

2019（令和元）年度から教育担当主任を3名選任し，新卒新人看護師教育の責任者，現任教育の責任者，院内研修会勉強会担当の責任者としています。年に一度行われる院内学会（研究，業務改善報告などを各部署から発表）は，次回で15回目を迎えます。2019年度に実施した研修会は，院内研修会（義務参加）5回，院内勉強会（任意参加）14回，病棟別勉強会が計20回です。

院長は向上心のある職員を支援することに熱心で，院外の研修会への参加は出張扱いであり，看護学校の通信課程にも奨学金制度を設けています。

当院が設立されたのは，1971（昭和46）年。当時の日立市は人口約19.5万人で，毎年人口が増加している企業城下町でした。市内にはすでに2つの精神科病院があり，3つ目の精神科病院として設立されました。現在は人口減少が進み，昨年1年間で，2.5千人を超える減少となっています。2020（令和2）年1月1日現在で約17.5万人の地方都市です。1983（昭和58）年にピークを迎えた20.6万人から，途中で，十王町（約1.3万人）と合併したことも含めると，37年で4.4万人の減少ということになります。

当院の将来を考えるとき，正面に見すえるべき問題が，この人口減少かもしれません。すでに若年層の入院件数は激減しました。患者さん，利用者さん，家族さん，職員の生活を維持するため，小回りの利く柔軟性を最大限に発揮し，みなで新しい精神科病院の形を模索し続けていきます。

どん底からのリカバリー
WRAP®を使って。

第6回 読者との対話⑤（「呼ばれたい名前」）

アドバンスレベルWRAP®ファシリテーター
増川ねてる ますかわ ねてる

呼ばれたい「名前」

はじめての方にWRAPをお伝えするときのことで,「これは間違えだったのかな……。失敗したかな……」と思うようなことがあります。最近の「WRAPファシリテーター養成研修（WRAPファシリテータートレーニング）」では,「……実は，○○○はこういう意味だったのです。みなさんがファシリテーターとしてWRAPを伝えるようになったときには，修正をお願いしたいと思います」と参加者の方に話しています。

今回はそのなかの1つ。そして，いちばん最近の話題。つまり，まだあまり話せていないことです。答えはない。でも，大きなこと。

ことのきっかけは，以下のような質問があったからです。

> Q7
> 呼ばれたい名前って何？　なんでそんなルールがあるの？

明確にできることとして，まずは,「そんなルールはない」（少なくとも，僕は知りません）のです。

なので，そのようなことになっているとしたならば「どこかで誰かが，これはWRAPのルールだと思ったから」ということになるかと思います。あるいは，どこかで誰かがそう言った？ 「誰がWRAPのルールだと思ったか」については，僕はわからないので語ることはできません。そして，それを言った人に関しても僕は知らない……。

でも,「呼ばれたい名前」という「言葉」や「概念」の出自についてはわかるので，話すことができます。話したいと思います。それを言い始めたのは，自分だと思うから。

はっきりとした場面を覚えています。2007～2008年のころ。僕は,「WRAPクラス」のスライドをつくっていました。「チェックイン」の項目のところです。あれこれ考えました。ちなみにそのころは,「英語で言われると距離を感じる」「カタカナ語ではなくて，日本語で言ってほしい」という声もたくさんあったので,「チェックイン」という言葉も違う言葉にしようと思って，「ようこそ」とか「受付」という言葉もひねり出していたのを覚えています。

そして，「呼ばれたい名前」。

最初は，単に「名前」と書いていたんだと思います。

「あなたの名前」はなんですか？　でも，それだと普段の呼ばれている社会的な名前になるよなぁ。では，「呼んでほしい名前」はなんですか？　これだと，「〜ほしい」って言葉で「他者」の存在に意識がいきすぎるなぁ……。

なら，「呼ばれたい名前」はなんですか？　はどうだろう？　それならば，意識がより自分のこころにつながるのではないかなぁ……。これならいいのでは……。

あっ！　この「〜たい」はリカバリーキーコンセプトでいうところの《希望》なんだ！　「ほしい」だと他人に意識がいきすぎちゃっているけれども，「〜たい」は自分発信の《希望》を表現できている！　ちょっとした発明だ！　これでいこう！　そんなふうに興奮してスライドをつくったので，このときのことはよく覚えています。

普段呼ばれている名前がしっくり来ている人ならそれでいいし，別の名前がいいならそれがいい。いずれにしても，自分で自分の名前を選んでいいのになって思って，考えました。

そう思った背景。

僕は，「ねてる」という名前で仕事をしていますが，その名前を名乗ったときのことが影響していると思います。

2006（平成18）年。

僕は，ジャーナリストの月崎時央さんに誘ってもらって，「当事者の当事者による当事者のためのワークショップ集団」というコンセプトのグループ「プロジェクトR」に参加していました。「経験を力に変える時代です！」をスローガンに，「ワンコインワークショップ」を月に1回行っていました。そして，そこでの名前を「ねてる」としていたのですが，ある日僕は月崎さんに誘われて，「日本ファシリテーション協会東京支部」の定例会に行きました。そこでは，みんなが名札をつけて参加していたのですが……僕は悩みました。名前をなんてするか。

内々では，「ねてる」を少しずつ名乗り始めていたのですが，はじめて会う人たちに「ねてる」は変かな……。真面目に勉強に来たのだけれども，ふざけていると思われたらどうしようかな，なんて思いました。そして，月崎さんに相談すると……。

「好きなようにしたら，いいんじゃないの？『ねてる』ってかわいいと思うし」と，軽く笑って言ってくれたことを覚えています。そして，「それにほら，あそこには『ボビー』もいるし。いいんだよ」と言ってもらったと思います。

そして，僕ははじめての「日本ファシリテーション協会東京支部」の定例会で（つまりは，はじめての社会の場，内々の場ではないという意味）で，「ねてる」を名乗り，人と会い，交流をしました。そして，そこには自由がありました。

当時の僕は，生活保護を受給するようになって2年とか3年目。32歳でした。家を継ぐことができなかったという挫折感，親や親戚と切れてしまった空虚感。これからは福祉のお世話になって生きていくんだ，「障がい者」としてこれからの人生を生きていくんだ，とこれからの生き方を模索していたころ。それでも少しずつ，「こんな僕だけれども，やりたいことがあったんだ」「僕は，薬物でおかしくなる前，僕は〈ファシリテーション〉が大好きで，学会の会員になって勉強もしていたんじゃなかったっけ！」って思い出し，障がい者としての生活になったけれども，自分の好きなこと，やりたいことを，いまは，やりたいなと思い始めていたころでした。

「ねてる」

と書いた名札を首から下げて，定例会で一緒になった人に自己紹介。「『ねてる』と呼んでください。実は，睡眠の障害がありまして。よく寝ています（笑）。そして，今日期待していることは……」そんな会話をしていったのだと思います。

役所や病院で，僕は窮屈な思いをしていました。生活保護になるときに，役所との難しい問題があり，僕は自分が「増川」でいいのかどうかを悩み，人生が一旦そこで切れてしまったような，終わってしまったような感じがあったのです。

そのころは，すっかり「増川信浩」という人間は存在するのかどうかよくわからない，少なくとも存在はするのだろうけれども，その人は「精神障害者手帳」をもち，「障害年金」を受給していて，でもそれだけでは収入が足りないので，「生活保護」で生活をしている「精神障がい者」という感じでとらえていました。しかも，病院では，「医療ではもう治せない」と言われている，障がい者。それの名前として，「増川信浩」。市役所からの封書は，「障害者支援課」からのものが多くなっていましたし，生活保護の「福祉事務所」からのものも多くなっていて，そして，病院が僕の感覚では唯一の「社会との接点」だったのですが（福祉は「社会」というよりは，「内々の世界」でした），そこでも，「病」と「増川信浩」はいつもセットで（たとえば領収書や処方箋で）書かれていました。とても悔しく，悲しかったのですが，でも，しょうがない，しょうがなかった思ってました。

「ねてる」です！　という宣言は，そんな気持ちだった僕が，自分で考えて，自分で決めて，「僕」として使った名前だったのです。そして，自分で決めた名前を，ほかの人が呼んでくれるという「喜び」と，それを認めてもらっているという「安心感」が，僕の固くなっていたこころをちょっと緩ませてくれました。言ってもいいんだ，聞いてくれる人がいるんだ，「僕が自分で自分のことを決める」ということを「許してくれる」人がいるんだ，それが「許されている場所」があったんだ。自分がこの〈社会のなかに〉いてもいいんだって思いました。

……それが強烈だったのは，それまでずっと「病名」も「障害の等級」も，決めるのは僕ではなくて，ほかの人というのが何年も何年も続いていたから。「○○○な症状があるんです」「□□□に困っているんです，助けてください」とは言うものの，病名は医者の考えや世界観で変わるし，等級はよくわからない基準で決定通知だけを知らされる。自分のことなのに。

「自分で決めた自分のこと」を，初対面の人がそのまま受け取ってくれる。しかも「面白いねー」と，肯定的なリアクションまでしてくれて。僕は，（社会のなかで）「自分で自分のことを決めてもいいんだ」と，もしかしたら，このときにはじめて思ったのかもしれません（もちろん，このまた背景には，僕も「忌野清志郎」とか「太宰治」みたいなペンネームがほしいと思っていたというのがあると思いますが）。

そんな体験をしていたので，その1年後の2007（平成19）年，WRAPファシリテーション養成講座を受講して，WRAPファシリテーターとして「WRAPクラス」のファシリテーションをすることになったときに，「さて，クラスの参加者の方は，どうなんだろう？」と思い至りました。WRAPでは，自分の体験談を語ります。そのときに，「社会の側がつけた名前」ではなく，その人が「どう呼んでほしいのか」を本当に聞きたかった。そして，僕は，その名前でのコミュニケーションがしたいと思った。そして，試行錯誤して，出てきたのが，「呼ばれたい名前はなんですか？」。

これが，「呼ばれたい名前」という〈言葉〉についてのいきさつです（そして，これもまたあくまでも僕の個人のストーリー。ほかの物語もあるのだと思います）。

そして，「呼ばれたい名前」ではなく，あくまでも呼ばれたい「名前」はなんですか？

でも，これは1つの見方。一般化させることではまったくなくて，僕個人のこととして話していること。ほかの考えもたくさんあるはずで，WRAPファシリテーターも僕のほかにもたくさんいる。いろいろな考えがあるのがいい。

それで文字にして，この『精神科看護』2015年3月号の連載「WRAP®を始める」に次のように書きました（その号の連載テーマは，「リカバリーのキーコンセプト」でした）。

そして，これはすべてのWRAPファシリテーター間での共通認識ではなく，あくまで僕一個人の考えとしてとらえていただきたいのですが，先のような想いや経験から，WRAPの時間では，僕は，まずみなさんに“呼ばれたい名前”を聞いています。
同じ場にいる人たちにどう見られたいか？
どんな人として，そこに存在したいか？
あなたの呼ばれたい名前は，なんですか？

だから，Q7のように，一般化されている感じに違和感を覚えています。そして，「そんなルールはない」と，僕は思うのです（少なくとも，僕は知りません）。

今回はここまで。次号ではそもそもどうして僕が「名前」を聞きたいかについて話したいと思います。

2020年2月28日，新幹線のなかで。

隔月連載 26

看護場面の再構成による臨床指導

感情活用の多様性
自己一致は援助関係づくりにとって不可欠か

川俣文乃 かわまた あやの[1]　宮本眞巳 みやもと まさみ[3]

1）亀田医療大学大学院看護学研究科修士課程　2）亀田医療大学看護学部 教授

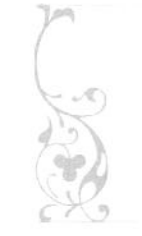

はじめに 本報告の位置づけ（宮本）

川俣さんは，精神科臨床を数年間経験し，現在は大学院で学びながら週に2回ほど精神科病棟で勤務しています。学部のころから精神看護や援助関係論に関心をもち，就職した当初から，率直な感情表現が自然体でできていて，自己一致に苦戦する先輩たちからは，感心されたり，うらやましがられたりしていました。本連載では，新人のころの経験を3年後に振り返って報告してもらったこともあります（本誌2016年4月号）。本報告は，感情への注目と識別，そして理解と表現により援助関係をつくっていく試みの蓄積が，看護師としての態度形成に何をもたらすのかについて検討するうえで，貴重な実例です。

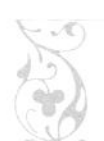

事例提供者の視点から（川俣）

1）はじめに

本稿で取り上げた場面は，日中の勤務が終業時間に迫ったころ，私がAさんのもとを訪れた際のやりとりの一部です（表1）。Aさんとのやりとりでは，一時的に否定的な感情が私を支配したものの，Aさんの何気ない，でも私からすると機知に富むと感じられた一言によって，肯定的な感情が一挙に優勢となったという点が特徴的です。私は日ごろから，患者さんとのかかわりで自分自身のなかに湧いてくる感情体験に焦点をあて，何が見えてくるかを探る作業に知的好奇心をくすぐられてきました。また，感情体験の意味について考えを深めることは，援助者としての新たな視点の獲得につながるという実感が徐々に強まってきています。そこで私は，宮本先生からの助言をいただきながら，この場面を振り返ることを通じて，いまの私には何が見えているのかについて考えてみたいと考えました。

2）事例紹介

Aさんは70代後半の男性で，妻と2人暮らしです。定年まで勤めあげた後，穏やかな生活を送っていましたが，不幸な災害に見舞われ多額の金銭的負担が予想される状況となりました。Aさんなりに考えた末の対応策が，妻にも息子たちにも受け入れられなかったころから抑うつ状態に陥り，孤立感を深め，思い悩んだ果てに自宅で自殺を図り，救急搬送となりました。なんとか一命を取りとめ，精神科への入院となっています。入院後，病状は徐々に回復への経過をたどり，退院へ向けてADL向上に向けたリハビリテーションに取り組んでいました。

表1　勤務時間終了間際の病室でのやりとり

私が見たり，聞いたりしたこと	私が感じたり，考えたりしたこと	私が言ったり，行ったりしたこと
	①そろそろ看護記録を書かなくちゃ。その前に，患者さんたちのところ回っておこう（充実感）。	②「失礼します。……Aさん，カーテン閉めましょうか？」
③「ああ。お願い」。Aさんはベッドに臥床している。		④「日が暮れるのが早くなりましたね」。病室のカーテンを閉める。
⑤「そうだねえ。川俣さん，もうそろそろ帰る時間？」		⑥「そうですね。もう少ししたら帰る時間になります」
⑦「トイレどうしようかなあ……。迷うなあ。うーん」	⑧あ，さっき私がトイレ誘導しようとしたから気にしてくれてるのかな。でもいまは業務が溜まってしまっていて時間がない。どうしよう。急に行きたくなっちゃたのかな（疑い，焦り，困惑，不安，後悔，緊張感）。本当は時間がなくて焦っている自分がいるけれど，Aさんはどうしたいのか確認しなくちゃ（焦り，困惑）。	⑨「どちらでもいいですよ。どうしましょう？」
⑩「うん。川俣さんがいるうちにしとこうかな」と，体を起こそうとする。	⑪「困ったなあ」なんて思ってしまったけれど（羞恥心，後悔），そんなふうに言ってもらえたら，むしろ快く引き受けたい気持ち！（驚き，うれしい，面白い，手応え，充実感，元気が出る，親密感，調和感，清々しさ）。	⑫「わかりました！　じゃあ，いま準備しますね」

3）場面の背景

取り上げた場面の30分ほど前，私はAさんにトイレに行くかどうかを尋ねていました。その際には，「もうしばらくは行かなくても大丈夫だ」という返答があり，私にとってAさんの⑦の発言は予想外のものでした。さらには，その後に迫っていた業務のことが念頭にあり，焦る気持ちが湧き上がったことを覚えています。それでも，Aさんの希望には応えたいと思い，焦り始めて否定的な感情はほぼ無意識的にコントロールされ，⑨の質問が選択されました。それに対して⑩の言葉が返って来たという流れで，続く⑪がこの場面において私の感情がもっとも揺さぶられた瞬間です。「川俣さんがいるうちにしとこうかな」という独り言の形をとった一言には，さまざまな意味が込められているように感じられました。

その主な内容は，援助者としての私への期待，排泄行為にまつわる苦労，病院での療養生活における不安や遠慮などです。その言葉を受け取った私は，迷いながらも希望を伝えてくださったAさんから頼りにされているという手応えを感じ，快く応えたいと動機づけられたのだと思います。このとき，親密感や調和感が生まれたと感じ，清々しくケアを引き出してくださるAさんの人柄に敬意を抱きました。

排泄行為への介助が滞りなく終わったとき，私は自分の未熟さに対して羞恥心を感じていることに気づきました。それほど時間のかかる介助ではないのだから，はじめから焦る必要はなかったことや，自分が対応することが難しいのであれば，同僚に助けを求めるという選択肢もあったことに気づいたわけです。ところが，そこには考えが及ばず，多くの否定的な感情にとらわれていた自分がいたことにも気づかされました。そして，その背景には，私自身の性格傾向だけでなく，看護という業務の複雑さや煩雑さと，看護師に求められる職業的な責任感の影響があるのではないかということに思い至りました。そこで，この場面を看護師の職業規範，ケアへの動機づけ，否定的感情から肯定的感情への移り変わり，の3つの視点から考えてみたいと思います。

4）看護師の職業規範をめぐって

まず，看護師の職業規範の視点に立ってみます。看護師は，患者の容体を把握し，医師の指示を遵守しながら，しかるべき看護行為を実行します。時間の制約を意識し安全に配慮しながら，看護行為に優先順位をつけ効率的に遂行していく必要がありますが，計画した通りにできるとは限りません。患者の容体は変化しますし，ナースコールが鳴れば対応しなければならず，コントロールできない要因も少なくありません。このように，どの患者にもできるだけ速やかに対応したいと思っても，ままならない現状があります。しかも，遂行した看護行為については詳細な記録が求められます。ここまで書いてきただけでも，さまざまな判断や行動を，同時進行で行わなければならない複雑な業務の実態が浮かび上がってきます。

このように，予期せぬ事態に遭遇しながら，任務の遂行に支障を来すことは許されないという状況で，看護師には心身ともに相当な負荷がかかっています。そういった負荷をもちこたえながら，最善の選択をし続けていくために学習を継続していくことは専門職としての前提でもあります。日本看護協会の「看護者の倫理綱領」の条文8には，“看護者は，常に，個人の責任として継続学習による能力の維持・開発に努める”とあります。さらに，条文7では“看護者は，自己の責任と能力を的確に認識し，実施した看護について個人としての責任をもつ”とされています。看護師は，どのような職場に勤務していても，職業的な規範意識にそって患者の安全を守り，安楽を提供することを大切にしており，それが看護師の存立基盤ともなっています。ただし，規範意識の過剰は，困難な状況におかれても自力で対処しなければならないという気負いを生み，心のゆとりを失わせることになりかねません。また，看護行為の提供は，患者と看護師の相互作用の中で行われるので，看護師から患者への働きかけだけに視野が狭まれば，その効果は限られてしまいます。

表1の⑦のＡさんからの予想外の発言に，心理的にも時間的にも余裕をなくしていた私は，⑧と⑩で焦りや困惑を抱いていることに気づいています。この場面で焦りや困惑を感じることは，ごく自然な反応のように思えますが，私はそれを表現せずにＡさんによる発言⑩を受けた⑪で，そのように感じた自分を恥ずかしく思ったのです。それは，焦りや困惑を感じた私を看護師として恥じる思いでした。この羞恥心は，看護師はどのようなときでも冷静に患者のニーズ充足を遂行しなければならない，といった職業的な規範意識に根ざす感情ルールに由来

するものだと思います。ほんの一瞬でしたが私の羞恥心は，はっきりと顔を出しました。そこには，「どうしてあんなふうに思ってしまったのだろう。いま思えばそれほど動揺するような出来事ではなかったはずなのに」といった後悔も重なっています。でもあの瞬間は，一時的に強い緊張状態となったのちに，柔軟性を失って焦りと困惑が生じたのだと思います。こういった感情は，いくら訓練を重ねていても起こり得るし，その対処に苦心する場合も多いはずですが，できるだけ早めに意識することができれば，何か打つ手はあると思っています。

5）ケアへの動機づけについて

次に，ケアへの動機づけについてです。私とAさんの間には，すでに数か月間のかかわりがありました。日々のかかわりの中で，病気や治療にまつわることだけでなく，互いの家族のことや趣味の話をするといった交流がありました。その過程で，Aさんと私の家族には共通点があることがわかり，そのことがお互いの距離をぐっと縮める作用をもたらしたと考えられます。日ごとに親密感は育まれ，私はAさんとの間に信頼関係が築かれつつあるという手応えを感じていました。さらに，当時の私は，祖父の急逝という予期せぬ悲しい出来事を体験した直後でした。以前から，祖父が療養先で不自由な日々を過ごしているというエピソードを耳にしていたにもかかわらず，日々に忙殺され，会いに行くことすらできなかったことを悔やんでいました。宮本先生からは，そういった体験が影響し，私は祖父への思いをAさんに投影していたのではないかという指摘を受けました。

確かに，祖父にしてあげられなかったことを，Aさんにならしてあげられるかもしれないという思いは，どこかにあったような気がします。その思いが，⑪を経由し⑫で私の背中を押したのだとも考えられます。宮本先生からは，さらに，「投影は，実際の年齢やそのほかの条件がすべてあてはまらなくても起こる」とも言われ，Aさんとのやりとりに限らず，患者さんとのかかわりの中で投影は頻繁に起きている現象かもしれないと思いました。特に，直近の体験や，印象深い出来事というのは，援助関係に強い影響を及ぼしているのかもしれません。そのことは，看護者がケアを提供する動機づけについて考える際に重要な手がかりになりますし，患者さんへの関心のもち方やその態度にも表れてくると考えられます。

また，Aさんが悩んだ末にご自身の希望を伝えてきてくださったことから，Aさんにも，私に対するなんらかの投影が起きていた可能性がうかがわれます。だからこそ，私はAさんの期待に応えたくなったし，そこには清々しさも伴っていました。Aさんが私のケアを引き出してくれたと書きましたが，まさに「引き出された」という感覚がありました。おそらく，この感覚は，「私がAさんにケアされた」と言い換えることができると思います。私が⑧で抱いた否定的な感情は，Aさんに伝わっていないはずですが，Aさんは私の顔を見ずに，ほとんど独り言を呟くような様子で，⑦や⑩の発言をなさっていました。ご本人としては，短い間にさまざまなことを考え，私にも配慮をしてくださったうえでの発言だと考えられます。

それというのも，Aさんは普段から，スタッフに労いや感謝の言葉を惜しみなく，くださる方だったからです。スタッフの名前を1人1人覚えて，それぞれのよいところを見つけ，それを言葉にして伝えてくださっていました。そんなAさんからのほめ言葉はどちらかというと，かかわりへの外発的動機づけを高める要因だったかもしれません。ただし，⑦や⑩に見られる，ご自身の希望を要求としてではなく，独り言のようにもらすという伝え方は，私のケアへの内発的動機づけをも高めたと考えられます。なぜならば，援助を提供する側に選択の余地を残しながらも適切な援助を示唆し，またその遂行によって達成感をもたらし有能感を高めたからです。私はAさんにケアされ，そのことが，私がAさんをケアすることにつながったという，とても興味深い体験でした。

6）否定的感情から肯定的感情への転換

最後に，私が今回の場面に興味を引かれるきっかけとなった，否定的感情から肯定的感情への移り変わりに着目してみます。⑧で私が，さまざまな否定的感情に気づきつつもそれを表現しなかったことには，職業規範に起因する感情ルールが影響していたと考えられることは前述しました。それに加え，私自身の特性として，カウンセリングの原則の1つである「自己一致」を看護学生のうちから身近に学んできたという点があります。そのおかげで，たとえ否定的な感情であっても率直に表現することによって，得られた率直な応答を回復へとつないでいくことができるという体験を実際に何度も積み重ねてきました。ところが，この場面では，否定的な感情を表現してはいないので，自己一致の原則から逸脱するとも考えられます。

これまで私は，自己一致の原則に基づく率直な自己表現に根ざす実践について，自分の言葉でうまく説明することがなかなかできずにいたのですが，この場面の振り返りを通じて気づいたことがあります。それは，⑧で湧いてきた焦りや困惑という感情には，私自身が切迫した状況におかれており，時間的猶予がほしいという私自身のニーズが示されているということです。したがって，この焦りや困惑を率直に表現しても，Aさんのニーズ把握や回復に直接活かせるわけではないということです。

ペプロウの指摘によれば，人間のニーズは感情に反映し，それは患者のみならず援助者にもあてはまります。Aさんの言動に触発され，⑧で湧いてきた私自身の感情には，立て込んだ業務を時間内に消化したいという私のニーズが反映しています。そのときの私は，自分の事情にとらわれAさんの立場に立つことができていなかった，といえそうです。しかし，⑧で看護師としての責務を思い起こし，⑨でAさんの意向を確認しており，このプロセスは数秒間に，ほとんど自動的に行われていたように思います。⑧で湧いてきた否定的感情が，Aさんの回復に活かせるものだと判断したのであれば，私はそれを表現することを選んだと思いますが，そうは判断しなかったので，否定的感情の意味理解にとどめたわけです。そのような判断力は，精神障害やその治療に関する知識の蓄積に加え，これまでの臨床経験における患者さんとのさまざまなコミュニケーションのなかで身についたような気がします。

以上の経緯から，⑨で表現されなかった否定的感情は，Aさんの一言が契機となって肯定的感情へと変化したわけですが，この転換にはどのような意味があるのでしょうか。私自身のニーズを軸にしたストーリーは，時間的余裕のなさから心理的な負荷はかかったものの，それを持ちこたえながらAさんの意向を確認した結果，⑩でAさんから発せられた一言により負荷が軽減し，落ち着きを取り戻して，しかるべき行動を選択できたというものです。この文脈も，やはり私がAさんにケアされていたということを裏づけるものであり，自分を「情けないな」と思う半面，Aさんへの敬服の念がしみじみと湧き上がってきます。

一方で，苦しい状況に身をおきながら，他者を思いやる心をもつことを忘れない姿勢が，皮肉にもAさんを自殺企図に追い込んでしまったのだとしたら，そのことは決して見逃してはならないと思われます。そういったAさんの特性にまつわる看護課題の明確化も，この場面の再構成による重要な収穫でした。もし，この場面でAさんの感情を確認できていたら，Aさんの心の中で何が起きていたのかをAさんとともに検討し，その後のケアに活かすことも可能であったと思います。

7) おわりに

今回，Aさんとのコミュニケーションの一部分を切りとってじっくり考えてみたことによって，予想していた以上に豊富な示唆を得ることができました。私は，コミュニケーション場面で生じてくる感情に焦点をあてるという発想に興味を引かれた反面，それを看護場面に応用していくための取り組みには苦労していました。それでも，試行錯誤をくり返すうちに，手応えの感じられる体験が積み重なり，困難な場面に遭遇しても，そこから意味を見出し，ケアに結びつけていこうという意思を持続する力がわずかずつとはいえ，身についてきているように思います。それは，こうして一緒に考えてくださる先生や，話を聞いてくれる仲間がいるからだと，心から思います。そうした体験が，冒頭に記した，「知的好奇心をくすぐられる」感覚，わくわくする，元気が出る，という感情を呼び起こしてくれるのだとも思っています。

Aさんとのかかわりとその振り返りは，援助職としての学びに加え，私自身の日ごろのコミュニケーションについても多くの気づきをもたらしました。こういった出会いの機会に恵まれていることが，精神科看護師として働いていて喜びや充実感を感じる大きな理由です。患者さんたちから，大切な思いを託されながら成長する機会をいただいて，私はこれからも看護の実践を続けていくことになると思います。

学習支援者の視点から(宮本)

「はじめに」で紹介した報告の中で，川俣さんは新人のころの自分を3年後に振り返り，「無鉄砲ともいえる感情表現の率直さに驚きながら，そのころの自分をうらやましく思った」と書いています。一方，本報告で取り上げられた場面は，排泄介助をめぐる現実的なやりとりにとどまって，Aさんからも川俣さんからも，取り立てて率直な感情表現の言葉は出てきていません。しかし，川俣さんの自己分析から，現実的なやりとりの間にも，看護師と患者はさまざまな感情を味わいながら刺激し合っていることがわかります。

そして，どちらかといえば川俣さんよりもAさんの発言のほうに感情がこもっており，それはAさんが尿意の徴候とともに，看護師に排泄介助を求めることをめぐる煩わしさを感じ始めていることの表れといえそうです。それでも尿意が高まれば介助を求めることへの気後れは多少和らぐでしょうが，タイミングを見はからうには神経を使うはずです。そして，Aさんは介助をはっきり要請するのではなく，「川俣さんならば気兼ねなく頼める」という気持ちを独り言のような言い方で伝えたのだと思われます。

看護師のなかには，「言わなくてもわかってほしい」というAさんのメッセージの送り方に苛立つ人もいるかと思います。しかし，この言葉は入院患者にとっては，ごく自然な退行としての甘えの表出ととらえることができます。Aさんは，川俣さんなら自分の気持ちを理解してくれる，と感じたからこそこのように表現し，川俣さんもそれをAさんからの親密さと信頼の証しとして受け入れることを通じて，ケアを引き出されたと実感することができました。

そこには，Aさんと川俣さんの間で良性の転移と逆転移の関係が生じていたことが影響していたという解釈も可能でしょう。良性ではあっても，転移・逆転移が生じていることに援助者が気づかなければ，患者の現実理解とニーズ評価を促すことは困難です。川俣さんの振り返りによって，感情の理解を深めることが転移・逆転移についての自覚を促し，援助関係づくりの糸口となり得ることが示唆されたように思います。

最後に，川俣さんが⑧で抱いた焦りや不安の意味と，その扱いについて触れておきます。川俣さんの言うとおり，これらの感情は基本的に看護師のニーズを示すものであり，それを伝えることがAさんのニーズ充足に直結するとはいえません。また，うかつに伝えたらAさんは遠慮してしまいかねないという意味で，むしろAさんのニーズ充足を阻害しかねません。この日の川俣さんは排尿の介助を終えた後，急いで記録を終え，業務を時間内に消化したということですが，そのような対処が常に可能なわけではありません。患者に我慢や諦めを強いることは看護の規範に抵触するけれども，規範の遵守に走れば看護師の負担が重くなり，結果的にケアの質を維持することが難しくなります。

このようなジレンマを克服するために，業務を見直して合理的なシステムを作ることが提唱されてきましたが，それにも限界があります。そこで，再び浮上するのが焦りや困惑を表現しながら，看護師ができることの限界を正直に伝え，どうしたらよいかを一緒に考えるという方針です。限界を伝えるからといって開き直るのではなく，できること，できないことを明確にしたうえで，しばらく待てるか確認したり，ほかのスタッフに協力を求めたり，患者の自己対処の余地を探ったりすることができます。

川俣さんの経験から，看護師の心に湧いてきた感情のすべてを表現する必要があるとはいえないけれども，すべての感情は活用が可能であり，活用の仕方は多様であることが明確になったように思います。

カンフォータブル・ケア 全国津々浦々

第１回　医療法人仁愛会水海道厚生病院の場合

医療法人仁愛会水海道厚生病院（茨城県常総市）
看護師／カンフォータブル・ケアチームリーダー
長尾美咲 ながお みさき

同 看護主任／精神科認定看護師／
カンフォータブル・ケアチームメンバー
飯泉祥生 いいずみ さちお

同 看護部長／精神科認定看護師
渡辺利之 わたなべ としゆき

同 看護師／
カンフォータブル・ケアチームメンバー
中村知子 なかむら ともこ

同 看護師／
カンフォータブル・ケアチームメンバー
那須達彦 なす たつひこ

同 看護師／精神科認定看護師
中山 晋 なかやま すすむ

今回から隔月で始まる「カンフォータブル・ケア　全国津々浦々」。初回は水海道厚生病院での取り組みを紹介します。水海道厚生病院では，急性期病棟でカンフォータブル・ケア（以下，CC）を実践しています。導入のきっかけはCCの提唱者である南敦司氏の所属する医療法人北仁会旭山病院での２日間の研修。この研修に参加していたスタッフナースの長尾美咲さん（急性期治療病棟勤務）は，認知症患者さんが急性期病棟でも増えてきたことから，CCの導入を考えるが……。

CCチームの誕生

編集部　CCに接したときの最初の印象はいかがでしたか？

長尾　あのなかで掲げられている10項目は，正直なところ「基本的なこと」だと思いました。基本的なことだけれど，できていない。特に敬語などですね。入院が長くなるにつれ，家族に近くなるからでしょうね。しかし，研修に訪れた旭山病院のスタッフはCCの各項目を自然にできていて，患者さんも穏やかな様子でした。

病院から研修に行ったのは，各病棟から1名で，急性期治療病棟では私1人。この研修を通じて，「CCを取り入れたい」と決意しましたが，どう広めたらよいかがわからない。しかもまだ3，4年目のスタッフナース。下っ端です。経験のあるスタッフを差し置いて，こんなふうに動いていいんだろうかと迷いました。

そこで師長（兼看護部長の渡辺さん）に相談したところ，「まずはチームをつくるのがいいんじゃないか」という提案をいただき，翌年から病棟にCCチームが発足しました。

編集部　長尾さんに相談を受けたときのことを教えてください。CCを導入する必要性のようなものは感じておられたのでしょうか。

渡辺　当院は1968（昭和43）年に開院し，新しい病棟に建て替わったのが2008（平成20）年。病院の環境は新しくなったのですが，接遇の部分でまだ改善の余地がありました。そんな矢先，CCを知ったわけです。私たちが患者さんに接するときの基本は「ていねいに」です。し

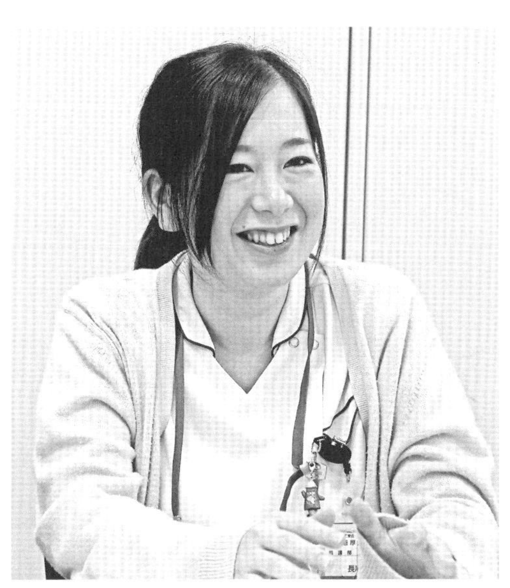

長尾美咲さん
（あなたの気分転換方法は？）「親しい友人と食事したり，お酒を飲むことです」

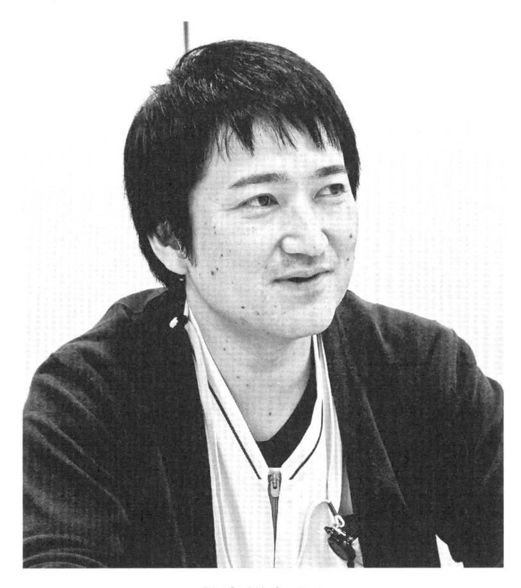

飯泉祥生さん
（あなたの気分転換方法は？）「身体を動かすこと。趣味のランニングがいちばんのストレス解消です」

かしなぜ「ていねいに」なのか，実はその根拠はあまり考えてきませんでした。その点，CCは大脳生理の側面から，「ていねいに」することがなぜ患者さん（特に認知症患者さん）にとって有効なのかを解説してくれる理論でした。さらにいえば，ケアに寄与するという以上に，CCは病院全体の処遇の改善，看護全体の質の向上につながるだろうと考えました。現在では急性期治療病棟での年間目標の中に「CCを身につけよう」というものを盛り込んでいます。また，CCの10項目はステーションの扉に貼ってあります。

編集部　今日集まっていただいた皆さんはCCチームのメンバーなのですね。

渡辺　そうです。皆さんはいわゆる2期生。長尾さんは1期生からの生え抜き。

飯泉　私は旭山病院には行けなかった「居残り組」だったのですが，新しいプロジェクトが始まることには興味がありました。

那須　私は長尾さんと看護学校の同期で，「困っているときにはお互いさまで支え合おう」ということでCCチームに入りました。新しい技術から，さまざまな学びが得られるのではないかという期待はありましたね。

中村　私は2019年の4月に慢性期病棟から配属になったばかりで，CCについては伝達講習で聞いた程度でした。実際，CCチームとして自分に何ができるのかまだ手探りの状況ですが，先ほど長尾リーダーが言ってくれたように，CCの10項目は「基本的なこと」で，私には「あたりまえのこと」なのかもしれませんが，患者さんがたとえば不穏になる状況では，看護業務の中で，この「基本的なこと」や「あたりまえのこと」の何かができていないという印象があります。

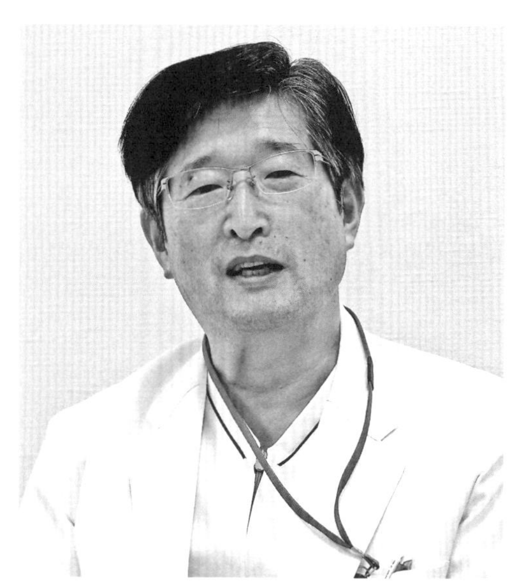

渡辺利之さん
（あなたの気分転換方法は？）「休日にオートバイに乗ったり，YouTubeを観たりします」

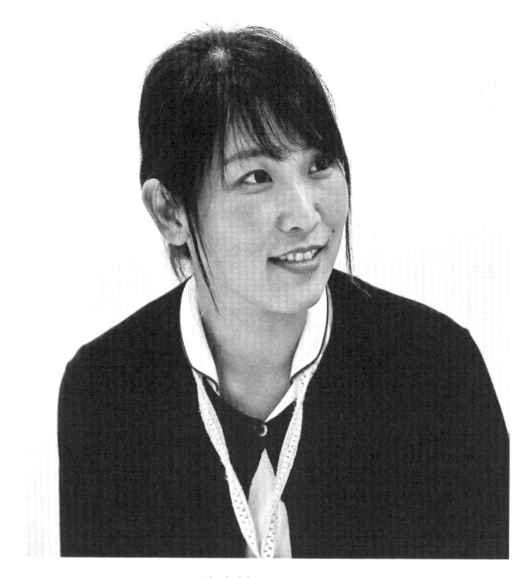

中村知子さん
（あなたの気分転換方法は？）「よく食べ！　よく寝る！それと娘とデート」

いざ導入

飯泉　いざCCを始めても，成果が見えにくい。1年目には「これでいいんだろうか」という疑問や不安はありましたね。

長尾　リーダーの私も完璧にCCができているかといえば，全然そうではないので，できるだけ手本になりたいと思いますが，どうしても難しい。ですから，「手本になる」というよりは，「皆で一緒にCCを学んで看護の質をあげていきましょう」という態度で取り組んでいます。

旭山病院が取り組んでいた朝礼で「笑顔を作って病棟に出ましょう」と伝えたり，終礼で「今日1日のよかったことの振り返りをして1日を終えましょう」ということはやってみましたが，スタッフのみんなからは好感が得られなくて……。「言葉は悪いけど“宗教”みたい」「私は向いていない」「プレッシャーに感じる」なんて言われてしまいました。厳しいスタートだった（笑）。

飯泉　正直，最初から「CCをやってみたい」という人はいなかったですね。朝礼でのCCの技術の10項目を復唱することがつらかったという意見もありましたね。スタッフに10項目を覚えてもらう目的でやっていたんですが……。時間ばかりかかってしまって評判がよくなかった。CCそのものではなくて，その復唱がね。だから復唱自体は1回でやめになってしまいました。

長尾　それでも最近になってようやく，そうしたネガティブな意見は聞かれなくなりました。「CCを始めてから患者さんへの対応がやさしくなったよね」と言ってもらえたこともあって。ああ，取り入れてよかったといまは思ってます。

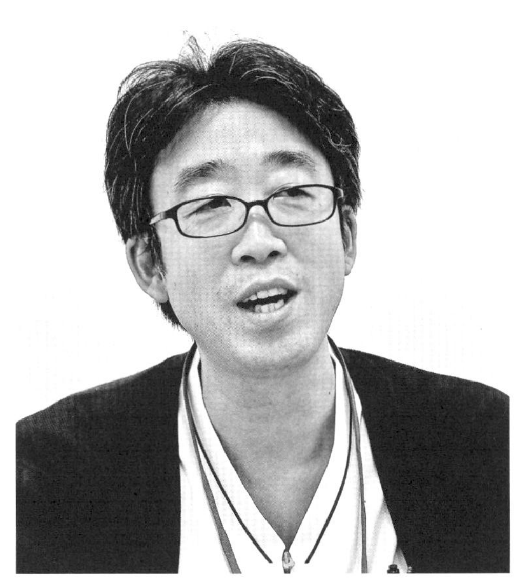

那須達彦さん
（あなたの気分転換方法は？）「趣味のオーディオやコーヒーを煎れたり，最近はガーデニングやってます」

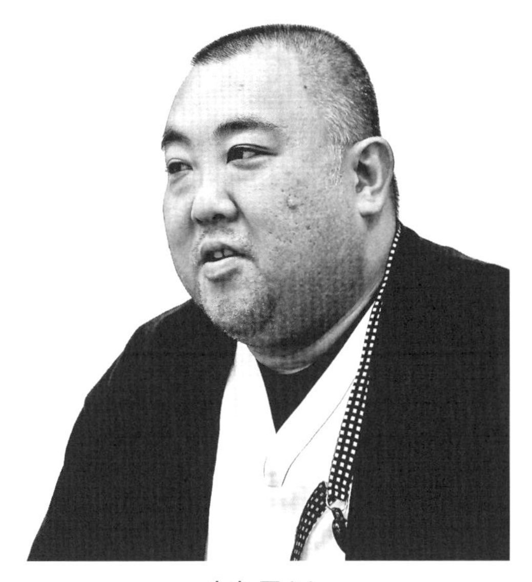

中山 晋さん
（あなたの気分転換方法は？）「自分が楽しめることをやることですかね」

CCの伝え方について

長尾　最初から10項目すべてを使うのは難しいので，くじ引きを引いて，あたった1項目を今日は重点的に取り組みましょう，という工夫をしました（写真1）。

編集部　たとえば，笑顔がどうしてもつくれない人に対してはどのような働きかけを？

飯泉　どうしてもできないスタッフはいますからね。そこを無理に「笑顔をつくってください！」といっても仕方ありません。それよりも，患者さんへの対応がうまくいったときに——たとえば，いつもお風呂を嫌がる患者さんがスムーズに入浴できたりしたときに——「うまくいきましたね！　CCの実践ができていたんじゃないですか？」と働きかけることによって，そのスタッフの「成功体験」としてもらうことを意識していました。あえて「いまの笑顔，よかったですね」とは言いませんでしたね。「（CCを）やらなくてはいけない」ということから「やったほうが自分にとってケアが楽になる」と思ってもらえたほうが，継続するはずですから。

長尾　できないところに着目して，「できていないので，やってください」ではスタッフ間の関係や病棟の雰囲気が悪くなってしまい，元も子もありません。

徐々にではありますが，スタッフにCCの効果を実感してもらえるようになりましたが，やはり壁はあります。冒頭で精神科入院医療のなかで患者さんに「常に敬語」であることの難しさについて触れましたが，私たちがそう意識していても，ご家族から「敬語は使わないでほしい」とお願いされることがあります。この方は認知症の患者さんで，敬語だと言葉が「入りにくい」というわけです。これはスタッフ間でも

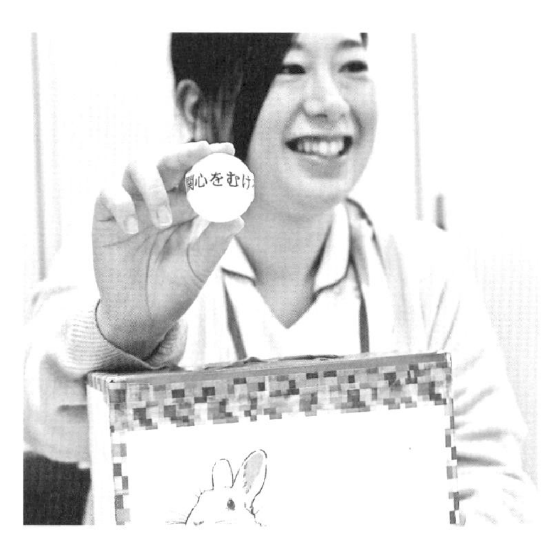

写真1　その日に重点的に行うCCの項目を「くじ引き」

意見が割れました。「家族がそう希望されているのであれば，敬語でなくてもいいのではないか」「いや，CCに忠実であるのは常に敬語であることではないか」と。

飯泉　たとえば，その患者さんにだけ敬語を使わないと決めても，そのまわりにいる患者さんの反応を考えると，難しいと思っています。たとえそれがご家族の希望であってもです。

那須　敬語というとていねいな言葉遣いなのだと思いますが，相手を敬う言葉が敬語なのだととらえています。形ばかり整えても相手を敬う気持ちがなければ，本当の意味で敬語ではないのだと思います。ですから，相手を敬って，相手のことを思って言っている言葉は敬語だと思います。「相手が不快に思わない」言葉遣いをどう見つけていくかだと思います。

中村　そうですね。スタッフとその患者さんとの信頼関係において，いままで親しみを込めて呼びかけていたのに，ある日突然，「○○さん」と話しかけられることで，急に微妙な距離ができてしまうということも考えられます。

中山　「常に敬語を使う」というような，精神科看護の中での言葉遣いの問題は昔からよく聞かれる話だと思います。言葉遣いは，その患者さんとの関係性にも影響してくることだと思います。ですから，基本的には患者さんへの敬語は重要だと思いますが，その患者さんと自分がどのような関係性を築けているのかを認識したうえでかかわらなければCCの効果は得られず，患者さんに不快を提供してしまうことになるのではないかと思います。

個々の得意なCCについて

編集部　ご自身の実践で，効果があると感じているCCの項目について教えてください。

長尾　私は「常に笑顔」です。ある年配の患者さん（この方は認知症ではないのですが）が，ほかのスタッフに対して怒鳴り声をあげて怒っていました。「どうにかしないと」と考えて，思いっきり笑顔をつくって，「どうされたんですか～」と話しかけてみたら，ニコって笑ってくれて，それで怒りが収まった。「笑顔は認知症ではなくても怒りを収める効果があるんだな」と思いました。皆さんはどうですか？

那須　得意ということではありませんが，いちばん大事にしてるのは「笑顔」ですね。CCの項目のいちばん最初の項目ですし，その場で，必要なときに提供しやすい。患者さんに「いつも笑顔で感じがいいね」と言われたこともありますが，CCを導入し始めたころ，笑顔をつくるじゃないですか。がんばって笑顔をつくって対応したら，「いつもと違いますね，変だから普通にしてください」と言われたこともありました。よし，「笑顔ができてるぞ」とは思いませんでしたが，意識してやっている変化は感じとってくれたのだとは思いました。ポジティブに考えないと恥ずかしくなりますから。

長尾　できるだけオーバーに笑顔をつくると効果的だと感じています。

中村　私は「常に笑顔」ではいられないときもありますね。でも，「相手に関心を向ける」ように心がけているつもりです。

編集部　「相手に関心を向ける」というのは，臨床上で具体的にはどのようなことを指すのでしょうか？

中村　申し送りなどで気になる情報があれば，コミュニケーションを通して自分でも情報を把握するように努めています。そうすることで，患者さんも自分の情報が共有されていることに安堵感が得られると思います。患者さんに興味をもって業務にあたることで，患者さんの見え方や気づきが変わってくるだけでなく，患者さん側の看護師に対する反応も変わってくるように思います。なかにはかかわりが難しい患者さんもいますが，接することで患者さんを知ることができ，そのなかでの気づきが看護につながると考え，できるだけ接するように心がけています。

長尾　「どうしてこの患者さんは怒っているのか」「いまどういう状況にあるのか」を考えたりすることですかね。

飯泉　私たちは患者さんの生活を見ています。そうした普段の生活の何気ないところで，たとえば急変のサインがある。そのサインを見落とさないためには，患者さんの様子に「関心を向け」ておく必要があるのだと思います。

【カンフォータブル・ケア 10 項目】
①常に笑顔で対応する。
②常に敬語を使う。
③相手と目線を合わせる。
④相手にやさしく触れる。
⑤相手をほめる。
⑥相手に関心を向ける。
⑦こちらから謝る態度を見せる。
⑧不快な事は素早く終わらせる。
⑨演じる要素をもつ。
⑩気持ちに余裕をもつ。

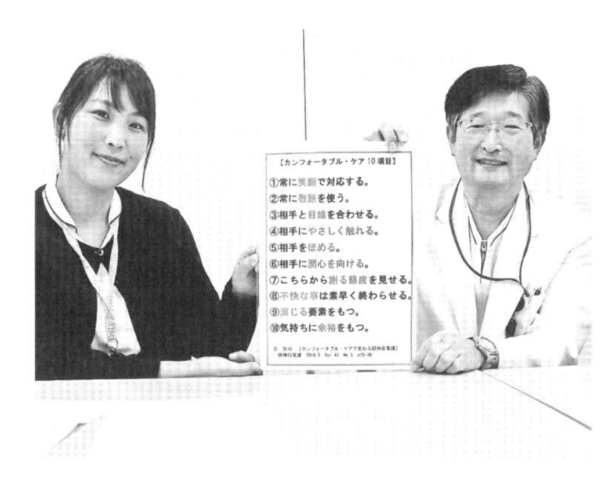

写真2　CCの10項目は常にスタッフが見える場所に

私の場合は「目線を合わせる」ですね。これができなかったら笑顔だろうがなんだろうが，相手にうまく伝わらないのではないかとすら考えています。ただ，「目線を合わせる」ということを苦手にしている患者さんもいるので，中山さんが話してくれたように「患者さんの個別性」を意識しながら進めるべきだと思います。

編集部　渡辺部長の場合は？

渡辺　「こちらから謝る態度を見せる」ですかね。以前は謝ることには抵抗がありました。しかし，自分のプライドを守るよりは病院を守る，つまりここにいるスタッフを守る，ということを考えれば，プライドよりも「こちらから謝る態度を見せる」で自体を収束できれば，それを優先できるようになりました。

那須　私の場合，最初から看護師じゃなくて別の仕事やってからの転職なんです。

看護師になるまでは小売り業をやっていたので，謝るということに関しては，あまり抵抗を感じなかったです。CCの場合は，患者さんに不快を提供してしまった場合に謝ることもあります。一種演じることにもつながっているように思います。ですから，不快を提供してしまったことに対して謝ることで，患者さんが納得してくれた姿を見たときに，自分自身の誇りになっていました。

飯泉　個人的な意見ですが，病院で起こることに関しては私たちが負うべき責任は負う。極端にいえば，患者さんや家族が不快に感じることがあれば，「(こちらに落ち度がなくても) 謝るのはしょうがない」と思っています。

編集部　CCの8項目目には「演じる要素をもつ」というものがあります。ここがわりとキーポイントだと感じていて，「常に笑顔」といっても，看護師も人間なのですから，笑顔をつくれない日も当然ある。しかしそこは専門職業人として，プロとして，「演じ切る」。このあたりの切り替えに関して，皆さまが心がけていることはどのようなことでしょうか？

長尾　私は，白衣を着ると自然とオン・オフのスイッチが切り替わります。基本的には白衣を着れば，ある程度のことは割り切れます。だから，家でCCをやれといわれたら無理 (笑)。

那須　白衣がスイッチになるということはありますね。自然にいつの間にかスイッチが切り替わっているわけですが，意識したことはないです。こちらも人間ですから感情の起伏はありますし，機械のようにいつも同じじゃない。そのとき，その場でアドリブ的な演技があってもいいんじゃないかとポジティブに考えてやってます。

中村　特に意識しているわけじゃなく，職場に来ると自然とオン・オフの切り替えができている感じです。

渡辺　人間だから波がある。憂うつなときもあります。でもなんとか，フラットではありたいと思います。

おわりに―CCの継続について

長尾　CCが病棟目標にもあがり，今後の課題は継続です。最近になって認知症の看護計画のなかに，「CCで対応する」ということを書いてくれるスタッフもいて，可能性というか希望はもち続けています。

飯泉　CCチームの新陳代謝も必要だと思います。あくまでも新たなスタッフが病棟のCCを支えていくのがおそらくは理想ですね。

長尾　後は，CCをうまく取り入れて実践している病院や病棟——それこそ南さんがいる病棟の実際の様子を見る機会を，より多くのスタッフが得られればいいですね。感じ方やとらえ方も異なるかもしれませんし，当院にあったCCの導入のアイデアも生まれるかもしれない。

那須　いまCCができている人が，患者さんの対応とその反応をほかのスタッフに積極的に見てもらうことで，病棟に広がるし，継続していけるのではないかと思います。

中村　そうですね。あとは，CCをやっている人だけが一生懸命だと，「その人に任せておけばいいや」となるので，いろいろなスタッフがかかわることが，今後の継続・維持にとっては大事なんだと思います。

長尾　CCが継続できているのは，病棟の人間関係が良好だからだとも思います。スタッフ間の関係性が良好であることは，今後もCCを継続したり，現在の取り組みを維持していくためにとても重要な要素だと思っています。

(終)

学の視点から精神保健(メンタルヘルス)で地域をひらく

安保寛明 あんぽ ひろあき
山形県立保健医療大学看護学科(山形県山形市) 教授

1 First Step とりあえず一歩を踏み出す

この連載とわたしの自己紹介

こんにちは，安保寛明です。初回は自己紹介とこの連載の意味合いを紹介したいと思います。

私は，人生の大半を東北地方で過ごしてきました。18歳から25歳まで東京に住んでいたことも，自分の感覚を鍛える経験になっています。2015年までは未来の風せいわ病院（岩手県盛岡市）という病院に勤務していました。

私はいま，山形県立保健医療大学という公立大学で，たくさんの経験をさせてもらっています。特にこの数年は，山形県が県の事業に格上げしたひきこもり対策，山形県内のほぼすべての市町村が対策計画を立てて実行に移しつつある自殺対策，それとさまざまな職域の職場のメンタルヘルスに関する仕事が多くなってきています。ほかに，いくつかの県では，精神保健分野の地域移行と地域定着（地域包括支援システムともいう）に関する事業にかかわっています。

来年（2021年）に日本精神保健看護学会の学術集会を山形市で開催する予定ですが，これは私にとっては，22歳で大学を卒業してから22年間の1つの学位論文のようなものになると思っています。

そんな私が，来年6月までにやっておきたいこと，それが，「学の視点から精神保健（メンタルヘルス）で地域をひらく」という取り組みを，知りたい人のところに届けることです。

疾病から健康，医療から保健へ

私は心の健康の場はもう，精神医療（community psychiatry）から精神保健（community mental health）に変わっていると思っています。

私は，「人はなぜ幸福や充実を感じるのか」「人が自分や誰かに人間性を感じるのはどんな側面に対してなのか」といった，人が人として尊重される，いわゆる「精神性」を尊重することができる時代になったと感じています。精神性の尊重という心の健康の核にあることを先に考えたうえで，なぜ人はそのような幸福や充実を感じられないような事態に陥ることがあるのか，そういう順序で考えても空論にならない時代になった，ともいえそうです。

私は，人が知性をもった最大の理由は，「弱点を工夫と協力で補い合う」ことにあると考えています。1人では生きられないという原体験を宿命づけられているヒトですから，誰かを助けることにやさしさや社会性といった人間性を感じるのではないかと，私は考えています。そういった意味で，看護学は私にとって，とても重要な知性の泉です。

精神保健の時代において大事なことは，人が大事にしているいくつかの価値観にそって，自分の価値観をもつことについて自信と安心がもてる場や人が増えること，だと思います。それは，多くの人に届きやすい言葉で表現すると，「地域をひらく」ということだと思います。

地域をひらくということ

1人では生きられないという原体験を宿命づけられているヒトが，喜びや希望を形に変えたり共有したりする可能性の泉が，地域という共同体です。地域には，さまざまな人が暮らしていて，本来ならば多くの人との出会いや発見があります。しかし，私を含めてほとんどの人は，自分と近い関係の人あるいは職業上の理由で接する人以外の人との接点があまりもてません。さらに，家族や職業の人間関係は運命共同体としての側面があるため，緊張感のある関係になりやすいという側面があります。

そこで，家族や職業といった利害関係のある人とは別なところで自分の価値観と共通する価値観をもつ人に出会える，自分の視野を広げてくれる体験が重要な機能を果たします。このような，直接の利害関係ではない人との価値観などによるつながりを，社会学の分野では「弱い紐帯（weak tie）」と呼んでいて，有益性に関する研究が盛んになってきています。

「弱い紐帯」について，心の健康に関する重要なことは，正しく多方面から理解することだと思います。そのために，精神保健学について一定の専門的知識をもつ人たちが行うことは，正確性が求められることには正確性を，物語性を尊重するべきときは物語性を，できるだけ偏りなく接することのできる場をもつことです。そうすることで，精神的な困難に悩んでいる人やその家族や援助職にある人が，「そう思ってもいいんだ」，あるいは「そう考えればよかったのか」と思うことになり，孤独や緊張を感じているときでも，自信や安心をもてる可能性が高まります。

とりあえず一歩を踏み出す

「とりあえず一歩を踏み出す」ということで，今回は，山形市を舞台に私とその近い人たちで準備しているイベントを紹介します。それは，大西暢夫さんの撮影した映画「オキナワへいこう」の上映会の企画です。

2014年に開催した「日本精神障害者リハビリテーション学会 いわて大会」のとき，私は実行委員長としてこの運営にあたりました。このときの工夫もいろいろだったのですが，その企画の1つとして大西暢夫さんの写真をパネルにした展示会があります。

このときは，大会テーマを「リカバリーの風—人へ社会へ未来へ」として，地域社会にひらく大会にすることにしました。つまり，学会に所属する人のためにだけ企画をつくるのではなく，その会に所属する人の友人や知人，岩手県に住んでいる誰か，などもう少し広い方々に対して，「あなたを歓迎しますよ」というメッセージを形にしようと考えたのです。そのため，学会会場からあえて少し離した場所にある地元のショッピングモールのインフォメーションホールに，「写真をパネルにして展示させてほしい」と大西さんに依頼しました。

その価値観が伝わったのか，大西さんは，私の発案に賛同してくれました。当時は私なんて見ず知らずだったので，通りすがりの人が通るような会場でのパネル展を行うことに「よく賛同してくれたなぁ」と感じました。そのパネルを何人が見てくれたのかは，正直言ってわかりません。でも，少なくとも数人の方はお手紙をくださるほどの感想を寄せてくださり，少なくとも100人くらいの方が足をとめてご覧になっていたようです。

【イベント案内】

- **日時：2020年7月の土曜日（調整中）　午後2時から午後4時ごろまで**
- **場所：山形市総合福祉センター2階　交流ホール**
- **内容：映画「オキナワへいこう」上映会＋トークセッション**
- **トークセッション：大西暢夫さん，川村有紀さん（仙台スピーカーズビューロー），安保寛明**
- **主催：「オキナワへいこう」上映会実行委員会**
- **費用／定員：1000円／120名（予定）**
- **問い合わせ：japmhn31th@gmail.com（安保）**

ここで登壇する川村有紀さんは，私とは10年くらいのつながりで，岩手に住んでいた時代にアウトリーチ推進事業を通じて力をもらった方です。仙台スピーカーズビューローを通じて精神障害や，精神保健の適切な知識や経験の獲得に向けた活動をしている方でもあります。

この連載では，私が来年6月に学術集会会長として開催予定の「日本精神保健看護学会 第31回学術集会」の開催までに，山形，東北，日本のいろいろなところに変化のきっかけをつくる取り組みを少しずつ紹介していきます。ただ，せっかくの学術集会や学会であっても，知らないままで素通りされてしまう機会が多いともったいないと思います。だから，学術集会にせよ，学会にせよ，その存在がもっと身近に，もっと有効なものであると実感してもらえる機会が増えればいい，私はそんなふうに考えています。

「日本精神保健看護学会 第31回学術集会」の運営に関心のある方はぜひお声かけいただければと思います。学の世界も民主化，自由化してきていると思います。つまり，誰にでも学ぶチャンスがあるし，発見を発表するチャンスがある。さらに，発見の場のプロデュースも，誰にでもチャンスがあるかもしれない。このあたりのことは，またいずれこの連載のなかで書けたらいいなと思います。

＊なお，この連載は安保寛明の個人の意見や行動を書いているものであり，私の所属している山形県立保健医療大学や，日本精神保健看護学会という組織の一般的な見解を示しているものではありません。

2 Next Step

一緒に取り組みたい人とつながりに行く

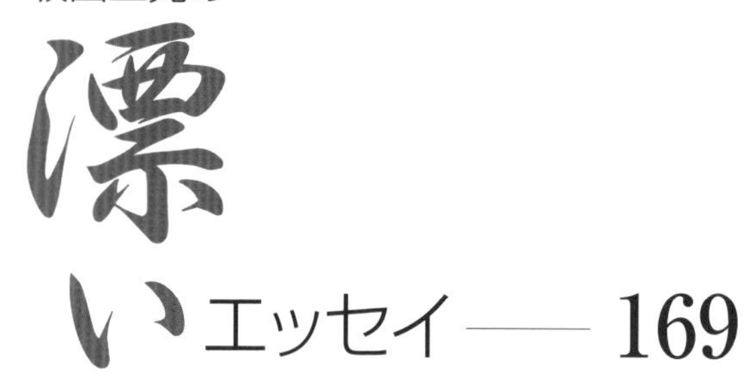

初めての体験 第3弾（車イスと杖）

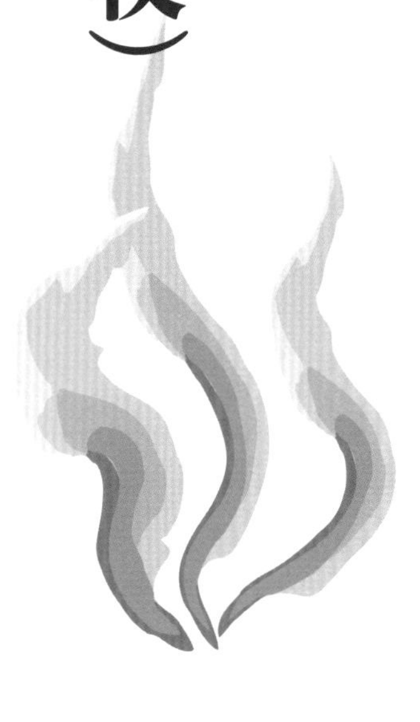

2〜3日前から少し痛み出していた右足が，思うように言うことを聞いてくれなくなった日，私は歯科受診の予定で午後は年休をとっていた。ブリッジの土台になっていた歯が虫歯になってしまったため，ブリッジの再補綴をしなければならなくなったのである。齢を重ねるごとに診察券が1つ増えていく。そんな気がする今日このごろなのだが。ともあれ私はその日の午後，帰宅途中で一歩も前に進むことができなくなってしまったのだった。もともと最寄りの駅までは，孫に迎えに来てもらっていた。改札を出てロータリーに向かう。孫が笑顔で手を振っているのが見える。でも，私の右足は痛みとしびれで動いてくれない。「う〜」とうなっていたら，孫が気づいて車を降りて私のもとに向かい，肩を貸してくれてなんとか家にたどりつくことができた。当然，歯医者さんは急がないことだからキャンセル。評判のよいお医者さんだからと家族に言われ，近所の整形外科を受診することになった。

本質的に，私は病院と名のつくところには行きたくない人なのである。私が生まれた田舎は無医村であった。駐在保健師さんたちが活躍していた時代，小学校の近くにあったこともあり，私たちは何かあると一応診療所という名の保健師さんのところで処置をしてもらっていた。おばさんというよりはおばあさんに近い保健師さんだったが，とても気さくで，どんなことでもなんとか解決してくれていた。1週間に1回，町からお医者さんが来てくれたが，私はそのお医者さんに診てもらったことはない。

そもそも，どの家でも，具合が悪くなっても「しばらく寝ていれば治る」というのが基本だった。お医者さんもとても少なかった。だから，お医者さんは私にとってとても遠い存在だったのだ。何年生のときだったか忘れたが，運動会で足に釘が刺さったことがある。当時，運動をするときは裸足だったから，それもときどき発生する事故の1つで，先生たちが「みそをつけて焼いておけば治る」という民間伝承療法を施してくれたのだが，治らなかった。だんだん痛みが増して腫れてきたので，いつものように保健師さんのところに行った。彼女は傷口を見て，「これは

坂田三允
さかた みよし
多摩あおば病院看護部顧問（東京都東村山市）

Miyoshi SAKATA
TADAYOI ESSAY

釘がささった後に木くずが入ったんだね。膿んでいるよ」と言ってその木くずを取り出し，お尻に注射をしてくれた。たぶんペニシリン（ほかにもあったかもしれないけれど，ペニシリンは化膿を治療するときの代名詞のようなものだったから）だ。そのおかげで，それ以上悪化することはなく，いつのまにか傷は治った。というわけで，私の病気に対する姿勢の基本はよほどのことがない限り，病院に行かず「治るのを待つ」である。

しかし，今回の足の痛みは，なんとかしてほしい状態であったから，家族連れられてしぶしぶ受診した。診断は脊椎管狭窄症。レントゲンの写真を見せられて驚いた。椎間板が皆無に近かった。身長が5cmも縮んだわけだ。「腰は痛くないですか」「10分以上歩くと，だる重くなります」「そうでしょうね。いろいろな治療法がありますが，まず痛みどめの薬で様子を見ましょう」ということになった。私としてはそれで十分だったのだが，ついてきた孫が，「家族が○○病院に勤めているので，一応そこで診てもらいたいのですけど」と余計なことを言う。「それはいいですね」すぐに紹介状を書いてくれた。いい先生だ。

というわけで，次の日○○病院に行った。そこで事務を担当している次女が，車イスを準備してくれて整形外科まで連れて行ってくれたのはよかったのだが，その後のレントゲンとMRIを撮るところまでは自走である。これははじめての体験。大きな病院は検査室まで長いのである。乗せてもらっているのはとても快適だけど，自分で動かすには腕の力が必要だ。歩いたほうが早いのではないかと思うほど，我ながらへたくそ。前から杖をついたおばあさんが来る。「おっと，ぶつからないようによけなくちゃ」などと，よろよろと車イスを動かしながらなんとか診察を終えた。結果はあまり変わらず，「脊柱管から左右の足に分かれるところの神経に何か出っ張りがあって，それが痛みのもとになっていると思われます」と少し詳しい話になったけれど，治療法としては変わらず，「近くのお医者さんのほうがいいですよね」ということで，3日間は休んだ。

次の2日間は休めない業務があったので，近くのホテルを利用することにして出勤した。杖があったほうがよいと家族がいうので持って出かけたものの，使い慣れていない私にはうまく使えず（本当に運動神経の悪い私を再認識），結局無用の長物と化してしまった。ネットで調べた安価なホテルは，なんとフロントがビルの3階にあり，エレベーターもエスカレーターもないレトロな代物。これはこたえた。元気なときなら，「あらレトロですてき」と思ったに違いないが，3日間休んだおかげで和らいでいた痛みが復活。でも，痛みの場所が右足のひざに限局し，明らかに腫れている。天皇陛下のお誕生日のおかげで2日間休めた。次の日近所のお医者さんに行ったら，「これは膝関節炎ですね」と言われたが，治療法は同じ。十数年前，座骨神経痛で受診したときにお医者さんに言われた「腰の痛みは体重にまったく関係がありません。膝の痛みは体重に関係します」という言葉を思い出し，ダイエットを心がけようと決意した。いつまで続くかわからないけど……。

でも，お医者さんが少しだけ身近になったかな。老化が進んでいるのだから仲よくしなくちゃね。

喪失と再生に関する私的ノート

[NO.76 地域のお仕事で新人を育てること]

NPO法人相双に新しい精神科医療保健福祉システムをつくる会
相馬広域こころのケアセンターなごみセンター長／精神科認定看護師
米倉 一磨 よねくら かずま

昨年の11月，いままでにないほどうれしい出来事がありました。法人が立ちあがってから，はじめての新卒の職員が入職したのです。私の所属する相馬広域こころのケアセンターなごみ（ふくしま心のケアセンター相馬方部センター）は，主に被災者のメンタルヘルスの支援を行う仕事をしています。復興とともに日々変わりゆく業務に追われ，新卒の新人を育成する余裕がなく，入職するスタッフには，即戦力を求めがちでした。今回は「地域で新卒の新人を育てる」ことについてお伝えいたします。

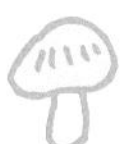

若人土佐の国より来る

実は，新人の杉本さん（男性看護師）は，高知県立大学の災害看護グローバル養成プログラム（以下，DNGL）の大学院生で，昨年の夏に実習で当事業所に1週間やってきました。DNGLの学生の多くは何年か看護師や保健師を経験している方で，杉本さんは，まれな存在でした。高知県では南海トラフ地震の危機感を強め，さまざまな対策が進められており期待されていました。私は，「卒業したら行政職になり地域の最前線で地域の防災対策などの指導的立場になるのだろう」と思っていました。ところが数か月後に，「この事業所で，1年間修行したい」と申し出があったのです。

私は，急激な展開に驚きましたが，同時にうれしさがこみあげてきました。なぜならば，「実習生へこの仕事の魅力が伝わった」と実感し，この若き看護師が大災害へのノウハウを次に活かしてくれる人材だと思ったからです。

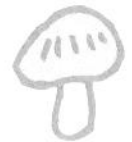

ノウハウをことばにすること

杉本さんは災害支援のノウハウを現場で学びながら，論文テーマを探していました。世の中には，長期間現場に身をおき，支援を実践しながら研究できる人はおらず，被災地のいまを伝えることが難しくなっています。私も，「中長期支援とは何か」「心のケアとは何か」を論文という形で残したいのですが，実際のところ現場と研究の両立は困難で，もどかしさがありました。災害関連の学会では，災害初期の支援や短期的な外部の支援機関としての住民の健康づくりなどの介入研究が多く，一番息の長く重要な支援の1つである「心のケア」については十分な調査はされていないと感じています。

一方，現場でも新人へ伝える一般的な手順はあるものの，被災者支援の技法は，多くの理論や実践方法がありますが万能なものではなく，あるものを上手に選択し使うくらいの感覚でした。ただ，原発事故のような長期避難による大規模なコミュニティの変化を経験した被災者へは，あまりにも複雑な事情が重なり，これがよいというのは困難ですが，何かしらの方法を使い人々を支援しています。新人に伝えるには，私たちも「ノウハウを見える化」することが求められました。できていることを言葉にできないことほどつらいものはありません。

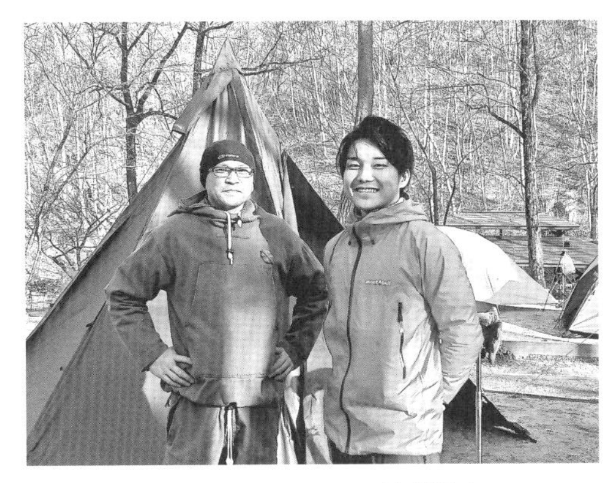

図1　ただいま，野外訓練中

社会人の一歩と看護

他者を支援する仕事の特性かもしれませんが，人を支援することで自分自身の弱さを支援で充足しようとする傾向があるように思います。これは，気がついたら患者中心ではなく自分のやりたい支援をしている状況に似ています。また，患者は，病気を治してもらえることと引き換えに，医療機関に対して注文をつけにくい関係性にあるという特殊な状況下におかれ，立場上弱くなってしまうことが多々あります。この関係性の問題が麻痺してしまうと修正は難しく，自分本位の支援として態度に表れる傾向にあります。また，医療者は，サービス業としてのマナーやクレーム処理，チームのファシリテーションの重要な分野については十分といえず，卒後の教育に委ねられているのが現実です。病院の仕事は，決してつぶしが効く仕事ではないのです。学校を卒業し，どんな組織に入り，誰にどんな教育を受けたという経験が，その後の職業人生を決めるといっても過言ではないかもしれません。

経済主義と新卒教育の悩み

私はいまから18年前，最初の職場で貴重な経験をさせてもらいました。いま考えると信じがたいですが，先輩と常にマンツーマンで寝起きをともにし，世の中の常識や人とのつき合い方，仕事の厳しさ，楽しさを教えてもらいました。数か月の教育課程やOJT（On-the-Job Training）を終え，はじめて働くことのスタートラインに立てたのです。看護師になったときは，あまりにも簡素な制度（一人前までの期間と先輩のサポートが脆弱）で驚いてしまいましたが，文句は言えない状況でした。

経済や効率優先の時代となり，新卒職員の教育にお金と時間を十分にかけることができなくなっているように感じます。力のある企業や病院だけが新卒を育成できるような仕組みに終止符をうち，どの病院や事業所でも十分に時間をかけて育てあげるような仕組みにしていかなければならないと感じます。

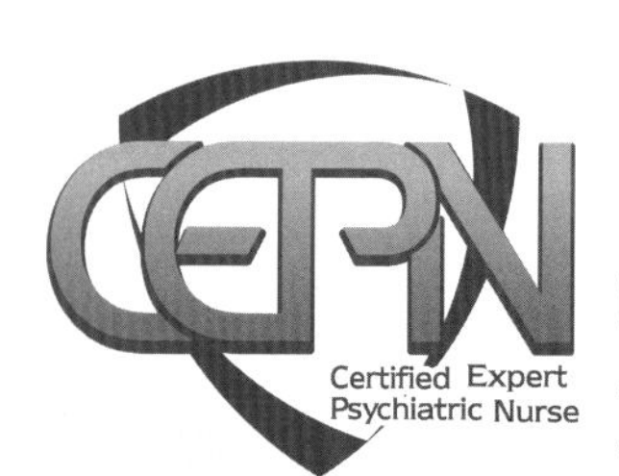

精神科認定看護師 実践レポート

1

地域から行動制限最小化を考える

デブリーフィングを通じて医療をつなぐ

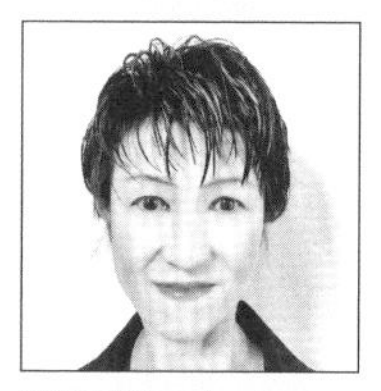

訪問看護ステーション
ぷるーむ（大阪府堺市）
精神科認定看護師
鎗内希美子
やりうち きみこ

精神科医療への否定的な思いの軽減をめざして

私自身の経験上，精神科病院において，自分から受診や同意による入院を希望する人は一般病院に比べて少ないと感じていた。その理由の1つに疾病の特性が影響していることも考えられるが，入院中の隔離・身体拘束を肯定的に受け止めている人は少なく，行動制限が医療の継続に何かしら支障を与えているのではないかと思われる。そのため，地域の支援者の立場からできる行動制限最小化として，まずは訪問看護において行動制限の体験者にデブリーフィングを実践することを考えた。精神科医療に対する否定的な思いを軽減し，安心して必要時に自ら医療につながることで症状悪化の予防に努められることを目的として実践した。

デブリーフィングとは

入院中に隔離・身体拘束が行われた人は，その経験がトラウマとなり，再度症状が出現したときは再トラウマ経験により精神状態が悪化するうえに入院を拒み，結果として治療が長期化，強制的な治療をやむを得ず必要とされる場合が多い[1)]。そのため，私たちは患者が新たなトラウマ体験をしたり，再トラウマ体験を起こしたりしないようなかかわりをする方法として，今回はデブリーフィングという手法を用いて実践を行った。

デブリーフィングとは，行動制限最小化をするための方法として，米国で実践されている「Six Core Strategies-隔離・身体拘束減少のための6戦略」[2)]の中の戦略6（デブリーフィング技術）に位置づけられている。今回は，入院中に隔離・身体拘束が解除になった後に患者の思いに寄り添いながらそのときを振り返り，感情を表出することで同じような体験を回避することを目的とし，生活のなかで感情の高ぶりを軽減しながら同じような体験を回避するためにデブリーフィングを行った。

隔離の体験を振り返る

1）事例紹介

A氏は30代の女性。躁うつ病，幻覚妄想状

表1　デブリーフィング時の注意点

- 本人のタイミングで語る
- その時の本人の思いに寄り添うこと
- いろいろな感情を発散してもらうことでリラックスを誘導
- 話が途中で中断することも認める
- お互いに気づいたことを自由に質問し合う

態。

初診はX-10年。その後，治療中断，再開をくり返していたが入院歴はない。今回は治療中断中に躁状態で妹から子どもへの態度を注意されたことで暴力をふるい措置入院となり，入院時より隔離開始となった。今回の実践にあたり，通院の中断がくり返され，治療が継続的に行われていなかった。またA氏は，精神科初回入院で隔離を体験し，退院後も入院したきっかけや，精神科に入院したことを後悔していた。そして，隔離実施後の振り返りの有無が不明確であり，医療に対する不安や不信感が高まったときに治療を中断してしまい，本人の希望しない入院（再トラウマ体験）がくり返される可能性があったため，この事例を選択した。

2) 訪問看護の導入

退院後の治療継続と，何か困ったときに相談できる環境を提供するため，訪問看護を導入した。A氏と「人に迷惑をかけたくない。子どもと一緒に住みたい。入院はしたくない」という目標を共有し，A氏とのかかわりが始まった。まず本人の話したいことを話せる環境を整え，共通した話題として母親としての思いなどを交わしながら，関係性を築くきっかけづくりから始めた。そして徐々に入院中の話題に触れながら，A氏の思いは否定せず，体験してきた経験に寄り添い，感情が表出したときは受け止め，入院や治療継続についてどのように受け止めているのか把握した。そして，今後つらい経験につながらないようにデブリーフィングを実践し，解決策を一緒に考えていくことを本人と主治医に口頭と書面で説明し同意を得た。

3) 実施

はじめにデブリーフィング時の注意点（表1）をお互いに確認し，本人が語ったことを振り返ることができるように用紙を使用し，可視化することでお互いの思いや考えを共有しながら行った。入院に至った経緯，入院時，隔離中，隔離解除時，退院時について，語られた内容を簡単に看護師が本人の目の前で箇条書きにして確認しながら記入した。その後，当時の生活状況，対人関係，通院・内服状況について振り返った。

まず，A氏がつらかった体験を私に伝えてくれたことに感謝したうえで，私自身，病院で勤務していたころに感じていた素直な気持ちも伝えた（表2）。

振り返りを通して，今回入院につながった原因を一緒にアセスメントし，私とA氏の相違点を話し合った。たとえば，治療を継続して薬を飲んでいたら入院には至らなかったのではないかという私の考えについて，A氏はいつもと違う感じをもっていたが，誰にも相談したりすることもできずギリギリまで1人でがんばっ

表2　A氏の感じていたことと，私がA氏に伝えたこと

A氏の感じていたこと	A氏に伝えたこと
• 隔離中は自分が実験台になっている。だから毒だと思い，薬は飲んだふりをした。 • どこも鍵が閉まっているので，隔離脱出作戦しか考えてなかった。 • 入院は二度としたくない。鍵のかかる部屋はおかしくなる。 • いま思うと入院するまでに，誰かに病院に連れて行ってほしかった。 • そのときのことを思い出すと，いまでも死にたくなる。	• 治療中断や内服拒否したために調子が悪くなってしまったのではないか。妹さんが心配したことも理解はできること。 • しんどくなる前に早く病院を受診してほしかった。 • 本当にしんどかったが，誰にもSOSが出せる状態ではなかったことは理解できた。 • 入院時のエピソードや隔離中の行動から考えると，行動制限をせざる得ない状況であったのではと考えられ，隔離中の行動から考えると，調子は決してよくないと医療者は感じてしまっていたと考える。 • A氏の話を聞いてみて，病棟に勤務していたころは患者さんがどのような気持ちで隔離室で過ごしていたのか，知っていたようで知っているふりをしていたのではないかと反省した。

ていたことを話した。その結果，冷静な判断ができなくなり，入院時の行動に至ってしまったこと，本当は助けてもらいたいと思っていたこと，病院受診も必要とどこかで感じていたことなどを話し合った。そして，次回からはどうすればいいのか対処方法をすり合わせながら関係性を構築していった。

また，ネガティブな体験や思いはていねいに取り扱った。実際A氏は，はじめは笑い話のように話をしていたが，話をしているうちに涙を流し，いまでもそのときの自分の行動を振り返ると自責感にとらわれ，死にたくなる思いがしばらく続き，自宅でも落ち着かない状況もみられた。そのため，そのときの状況に合わせてA氏が疲れない時間として30分から60分以内の時間をかけてかかわり，話をしていてしんどくないか，言いたくなかったら中断してもいいことを伝え，振り返りの最後には毎回そのときの気持ちを確認した。その経過のなかでA氏は，話を聞いてもらうほうがすっきりすることがわかり，感情を吐き出すことで徐々に感情の高ぶりは軽減していった。その後，落ち着いてから日々の生活の中でくり返さないための方法を一緒に具体的に考え，対処行動ができるようにした。それでも無理な場合は，早めに受診して内服調整してもらうことなど，本人ができることを確認しながら生活をしてもらった。

安心できる関係性から変化してきたこと

訪問看護の導入時は1週間に1回，現在は1か月に1回のペースで状態に合わせながら，気持ち，生活の中で変化してきたことを一緒に振り返り，できているところは評価した。デブリーフィングを通じて，退院後も入院におけるエピソードが死にたいくらいの気持ちになること，その気持ちと戦いながら生活をしている隔離体験をした人ではないとわからない状況を私は知る機会となった。また，A氏はこの振り返りを行うことで，「入院におけるつらかったエピソードは変えられないが，自分にとってそのときの思いをわかってくれる人が近くにいてくれてよかった」と語ってくれた。私自身，行動制限最小化を考えるにあたり，医療者の行っていることを正当化するのではなく，患者さんの行動の裏に隠された本当の思いに寄り添うことで，安心できる関係性が深まったのではないかと考える。その結果，現在通院と週の2回訪問看護で，医療とつながりながら子どもと2人で生活を送っている。

病院のケアを地域で引き継ぐ

デブリーフィングを行うことで，お互いの思いを語り理解していくうえで，両者が信頼しながら安心できる関係性ができ，医療への不安や不信が軽減したと思われる。本来デブリーフィングは，行動制限が行われた直後に，行動制限にかかわったすべての人（スタッフ・患者・そこに居合わせた人）で行われることが望ましいと言われている[3]。しかし，治療期間の短期化が求められる昨今，私の経験上，繁雑な病棟勤務のなかでは時間がとりにくいことも考えられる。そのため，地域と連携をはかりながら継続看護としてデブリーフィングを行うことが，行動制限に対するトラウマ経験を緩和し，否定的な医療への思いも軽減され，医療の継続につながっていくのではないだろうか。

また，再トラウマ体験を回避するためにも，病院でも地域でもその人にとって安心できる医療者であることや環境を整えることが大切であることを今回再認識した。さらに医療者側の課題として，強制的な行動制限はその人の人生おいて必ずトラウマ体験となることを十分に理解して，治療や看護を行う必要性があると考える。

〈引用・参考文献〉

1）精神科看護出版編集部レポート：トラウマインフォームドケアの視点から見る隔離・身体的拘束．精神科看護，45(5)，p.76-79，2018.
2）吉浜文洋，杉山直也，野田寿恵：精神保健領域における隔離・身体拘束最小化―使用防止のためのコア戦略．精神科看護，37(6-9)，2010.
3）三宅美智（研究代表者）：当事者と一緒に試みた行動制限最小化の取り組み．平成24年度～26年度文部科学研究費助成研究，2015.
4）川野雅資：トラウマ・インフォームドケア．精神看護出版，2018.

・精神科認定看護師制度のお問い合わせ先
日本精神科看護協会　認定事業担当
TEL：03-5796-7033　FAX：03-5796-7034
QRコードからアクセス
http://www.jpna.jp/education/certified-nurse.html

情報コーナー

精神科認定看護師とは

精神科認定看護師は，日本精神科看護協会が資格を認証しています。精神科認定看護師には，図1のように4つの役割があり，質の高い看護実践を核にしながら，精神科認定看護師はさまざまな活動に取り組んでいます。

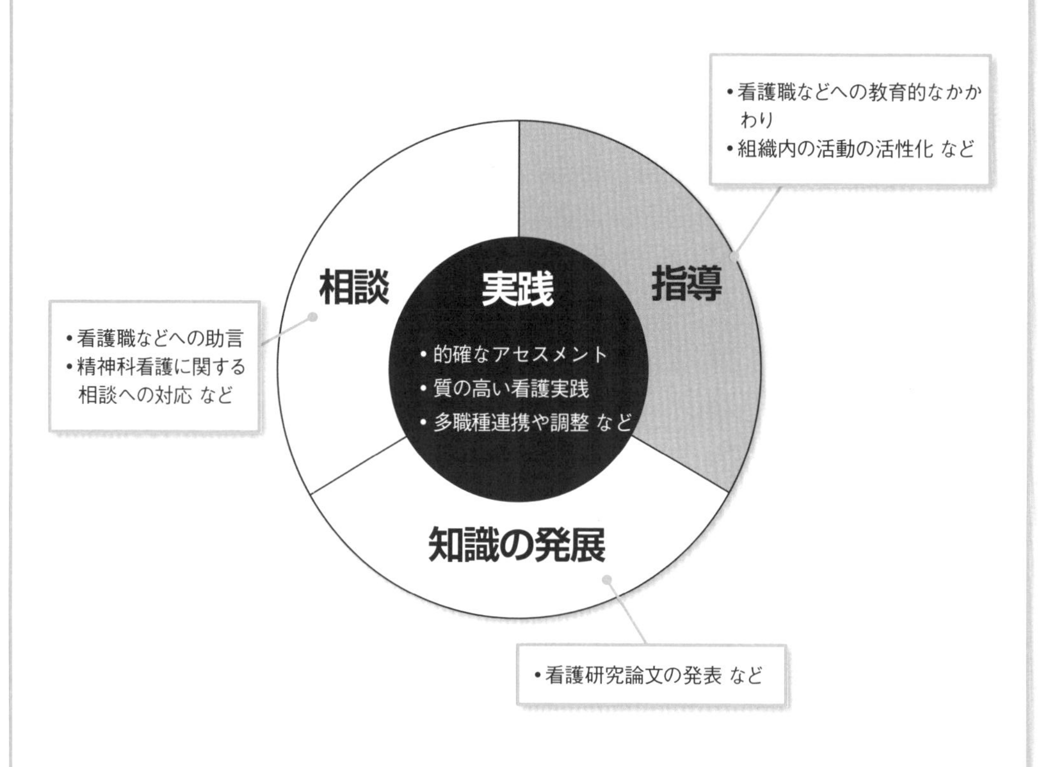

図1　精神科認定看護師の役割と実践内容

精神科認定看護師をめざす方のための説明会（無料）を開催

精神科認定看護師制度の概要，精神科認定看護師による実践報告，資格取得の準備，精神科認定看護師の活用など，幅広い内容を情報提供します。

【日程】2020年5月23日（土）

【場所】日本精神科看護協会東京研修会場

【お申し込み】日本精神科看護協会のホームページからお申し込みください。

精神科看護

THE JAPANESE JOURNAL OF PSYCHIATRIC NURSING

NEXT ISSUE

次号予告

2020年4月20日発売

2020 5

特集

ハームリダクションという選択
—排除しないアディクション治療

アルコール依存症治療の最前線
アルコール依存症を取り巻く治療環境の変化
依存症治療に関する病棟の考え方
当事者の体験を踏まえた回復のヒント

EDITING POST SCRIPT

◆今号から『精神科看護』に携わることになり緊張しております。メンタルヘルスの問題は誰の身近にも等しく潜むなか，特に「孤独」というのは大きな鍵になると思います。患者の方々はもちろんのこと，看護師として従事している方も，「孤独」に立ち向かっている人が自分以外にも存在するのだと心強く思えるような情報を提供していくことを目標に精進していく所存です。まだ駆け出しの身のため，至らない点が多々あるかと思います。いちはやく目標を達成できるよう尽力いたしますので，ご指導ご鞭撻のほど、どうぞよろしくお願い申しあげます。（C）

◆東日本大震災発生から9年を迎える。「あのとき，どこにいて，何をしていたか」。この時期になるとよくそんな話題になる。某日，年代も性別も異なる，その日あったばかりの自分を含めたよったりで，まさにその話をした。すぐに打ち解けた雰囲気となった。ある体験を共有したことの相互承認を通じた，(表現が難しいのだけれど)「『その人』が存在する」という事実性の獲得。あの「打ち解け」はそこから生まれたものだったと思う。このことを，患者—看護師の関係性の発展や「倫理」という文脈でとらえ直せないかと考え中。（S）

STAFF

◆編集委員会(五十音順)
小宮博美(千葉県立保健医療大学健康科学部)
佐藤恵美子(一般財団法人聖マリアンナ会東横惠愛病院)
早川幸男(一般社団法人日本精神科看護協会)
中村博文(茨城県立医療大学保健医療学部)
◆協力　一般社団法人日本精神科看護協会
◆EDITOR
霜田　薫／千葉頌子
◆DESIGNER　田中律子／浅井 健
◆ILLUSTRATOR　BIKKE
◆発行所
(株)精神看護出版
〒140-0001　東京都品川区北品川1-13-10
ストークビル北品川5F
TEL.03-5715-3545／FAX.03-5715-3546
http://www.seisinkango.co.jp
E-mail　info@seishinkango.co.jp
◆印刷　山浦印刷株式会社

2020年4月号　vol.47　No.4　通巻331号
2020年3月19日発行
定価(1,000円+税)
ISBN978-4-86294-235-7

精神科看護

スタッフ募集中の施設を掲載しております。
このページで紹介している施設は小社WEBサイト（http://www.seishinkango.co.jp/）でもご覧いただけます。

『精神科看護』広告掲載に関して

雑誌『精神科看護』では随時，広告の募集を行っております。なお，掲載希望号がある場合は申込の際に担当者にお伝えください。

❖お申込方法
お電話（03-5715-3545）にてお申込ください。
＊掲載号によってはご希望のサイズに沿えない場合がございます。

❖広告申込締め切り
発行日の50日前（前々月末日）必着

❖広告原稿締め切り
発行日の30日前（前月20日）必着

❖入稿に関して
広告原稿はCD-ROMなどを下記の送付先に送付いただくか，メールで送信して下さい。

❖ご請求に関して
雑誌刊行後，広告掲載誌とともに請求書を送付いたします。

求人広告料金［掲載場所：表3対向ページ（最終ページ）／色数：1色］

サイズ	囲み枠（天地mm×左右mm）	本文スペース（天地mm×左右mm）	広告料（税別）
1頁	237×151	227×149.5	60,000円
2/3頁	155×151	145×149.5	50,000円
1/3頁	74×151	64×149.5	20,000円
1/6頁	74×74	58×72	15,000円

広告料金

掲載場所	サイズ	色数	寸法（天地mm×左右mm）	広告料（税別）
表4	1頁	4色	190×155	160,000円
表3	1頁	4色	226×155	110,000円
		1色	226×155	60,000円
表2	1頁	4色	226×155	120,000円
		1色	226×155	70,000円
記事中	1頁	1色	220×146	50,000円
	1/2頁	1色	102×146	25,000円
	1/4頁	1色	102×68	20,000円
綴込広告	1枚	設定なし	製品広告	160,000円
			記事体広告	180,000円

送付先 精神看護出版 ◦〒140-0001 東京都品川区北品川1-13-10 ストークビル北品川5F
◦TEL.03-5715-3545 ◦FAX.03-5715-3546 ◦E-MAIL.info@seishinkango.co.jp

「精神科看護」定期購読申し込み用払込取扱票

平素はご愛読いただき，誠にありがとうございます。本票にて定期購読のお申し込みを承ります。書店にて定期購読をお申し込みされる場合は，この払込取扱票は使用しないようにお願いいたします。なお，下記の定期購読料には送料，消費税が含まれております。

◆2020年12月31日まで，下記の購読料となります。

【お問い合わせ】精神看護出版 営業企画部　TEL：03-5715-3545　e-MAIL：info@seishinkango.co.jp

※ご記入いただいたお客様の個人情報は，ご注文商品の送付や小社のサービス提供，改善の目的以外に使用することはございません。

払込取扱票

02 東京　通常払込料金加入者負担

口座番号：00150-6-162908

加入者名：株式会社 精神看護出版

金額：千 百 十 万 千 百 十 円

料金　特殊取扱

各票の※印欄は、払込人において記載してください。

通信欄
※「精神科看護」定期購読申し込み（12ヵ月分）

＿＿年＿＿月号　通巻＿＿号より　□増刊号あり 15,400円　□増刊号なし 13,200円　申込みます。

◎2020年増刊号
タイトル：「精神科訪問看護（仮）」

㊟ □内に✓をつけてください。
㊟ この払込取扱票は、定期購読専用です。
＊2020年12月31日まで有効

□自宅　□勤務先　〒　－　TEL

払込人住所氏名：ご住所／ご施設名／お名前

受付局日附印

裏面の注意事項をお読み下さい。（郵政事業庁）（私製承認東第39998号）

これより下部には何も記入しないでください。

切り取らないで郵便局にお出しください。

払込金受領証

口座番号：00150-6-162908（通常払込料金加入者負担）

加入者名：株式会社 精神看護出版

金額：千 百 十 万 千 百 十 円

払込人住所氏名

料金　受付局日附印

特殊取扱

記載事項を訂正した場合は、その箇所に訂正印を押してください。

この受領証は、郵便局で機械処理をした場合は郵便振替の払込みの証拠となるものですから大切に保存してください。

（ご注意）

この払込書は、機械で処理しますので、本票を汚したり、折り曲げたりしないでください。

・この払込書をお預けになるときは、引替えに預り証を必ずお受け取りください。

・ご不明な点がございましたらフリーダイヤル（0120－108420）へお問い合わせください。

（郵政事業庁）

この払込取扱票の裏面には、何も記載しないでください。